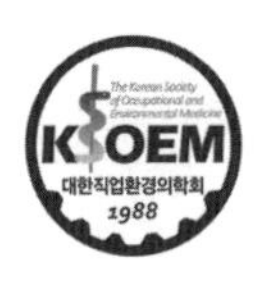

노동과 앞서거니 뒤서거니 함께 한

직업환경의학 30년

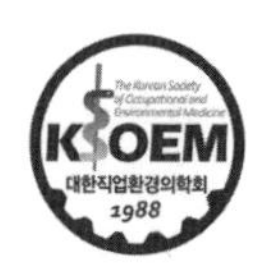

노동과 앞서거니 뒤서거니 함께 한

직업환경의학 30년

■ 대한직업환경의학회

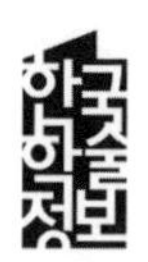

발간사

송재철 (대한직업환경의학회 회장)

1988년 8월 23일 창립한 **"대한직업환경의학회"** 30주년을 기념한 **"노동과 앞서거니 뒤서거니 함께 한 직업환경의학 30년"**의 발간을 기쁘게 생각합니다.

올해만큼은 아니지만, 꽤나 더웠던 여름, 올림픽을 향한 열기의 이면에서 우리 사회를 뜨겁게 달구었던 산업현장의 직업병 문제를 해결하고 산업현장에서 활동하는 산업의학전문가 양성을 위해 이승한 초대회장과 서른 세 분의 전문가가 모여 발족한 우리학회는 이제 30년의 역사를 가진 중견 학술단체가 됐습니다.

창립 이후 새로운 제도의 도입과 회원들의 노력으로 다양한 직업병의 원인 규명 등 학문적으로 큰 발전을 이뤘고, 이제 전문의 7백 여 명을 포함하여 천 명이 넘는 회원의 중견 학회로 성장했습니다. 지난 2011년부터 실무논의를 거쳐 학회 명칭을 오늘의 대한직업환경의학회로 변경했습니다. 이는 새로운 환경적 건강위험요인에 대한 우리의 사회적 책임을 반영한 것이고 활동의 폭 역시 크게 확장하고 있습니다. 특히 지난 2015년에는 세계 최대의 산업보건학술대회(ICOH 2015)를 안전보건공단과 같이 유치하여 3천 여 명이 참여하는 세계적 행사를 성공적으로 개최한 바 있습니다.

30년이란 시간을 그리는 방법은 여러 가지가 있을 것입니다. "한 사람의 시각" 또는 "여러 사람이 나름의 시각"으로, "시간 흐름을 따라" 또는 "사건을 중심"으로 등... 그러나 안타깝게도 직접 자료의 부족함이 역사를 정리하는데 큰 장애였습니다. 다행히 "학회창립 30주년 기념사업 위원회(위원장 강성규)"는 많은 고민과 토론을 통해 새로운 방식의 구성을 제안했고, 이를 수용한 신선한 형식의 기념책자를 발간하기로 했습니다.

30주년 기념책자는 노동과 건강의 관계, 직업환경의학의 제도적 발전이 가져온 노동자 건강의 개선, 그동안 우리가 겪은 직업과 환경 의학 사건의 이야기들, 그리고 학회발전을 위한 다양한 노력들을 쉬운 형식으로 소개하고 있습니다. 소박한 우리의 이야기가 노동자와 일반 국민들이 유해환경으로부터 건강을 지키고 후배들이 발전하는데 도움이 되길 기대합니다.

직업환경의학은 직업과 환경으로 인한 질병에서 자유롭고 건강의 유지, 보전, 향상에 기여하는 학문입니다. 학문을 대표하는 학술단체로서 직업의학과 환경의학 발전에 기여하고, 국민과 쉽게 소통하는 전문가로서 국민들로부터 신뢰받기 위하여 더욱 노력할 것입니다. 필자로 참여해 주신 집필자들의 노고를 치하하고 지난 30년간 학회가 건강하게 설장할 수 있게 도와주신 선배님들께 경의를 표합니다. 의식 있는 시민들의 지지와 미래를 책임질 후배들께 더욱 발전하는 30년, 그리고 100년을 부탁합니다.

감사합니다.

2018년 11월

역사의 조각을 모으며

강성규 (학회창립30주년기념사업위원회 위원장)

역사는 과거와 대화다. 역사는 오늘을 보는 미래다. 지나간 역사를 정리하는 것은 현재의 우리 위치를 다시 자리 매김하고 미래의 방향을 정하는데 도움을 주기 위함이다.

수천 년의 역사를 배워 왔기에 30년은 극히 짧은 기간이라고 생각했다. 금방 지나간 30년이라고 생각했는데, 30년이란 세월은 결코 짧지 않았다. 과거의 논란과 판단을 현재의 시각으로 보면 우스꽝스러울 수도 있다. 마치 30년 전 사진 속의 내 모습이 생경한 것처럼.

그래도 아직은 기억 한 편에 남아 있는 30년일 것이라 생각했는데, 기억은 벌써 아른한 옛 일이 됐다. 당시에는 역동적이었던 사실을 기록했을 자료는 없다. 그 흔한 사진 한 장 구하기도 힘들었다. 30년이란 세월이 지나며 학회를 만들고 성장시켰던 선배들은 대부분 퇴직하고 일부는 돌아가셨다. 현재 학회를 이끄는 세대들은 30년 전에 의학을 시작하지 않은 경우도 있다.

몇 주년 기념책자 하면 으레 두툼한 양장 표지 속에 고급 아트지로 인쇄된, 색 바랜 사진과 복잡한 연대기가 연상된다. 직업 환경과 의학을 연결해서 근로자의 건강을 지키고자 하는 직업환경의학은 달라야 한다고 생각했다. 격변하던 초창기 설립과정, 이후 성장과정을 남기고 싶었다. 일반 임상의학은 기술 발전의 역사이지만, 직업환경의학은 사회 발전의 역사다. 직업환경의학의 사회적 소명이 무엇인지를 되새긴다면 무엇을 어떻게 해야 할까라는 미래에 대한 고민은 사라진다.

학회를 책임졌던 임원들의 기억뿐만 아니라 모든 회원들의 기억과 철학을 모으려고 했다. 소수의 편집위원이 정리하는 역사를 지양하고 학회원 전체가 참여하여 만드는 역사를 남기기 위해 집필자를 정하지 않고 모든 회원에게 공지하고 똑같이 원고를 부탁했다. 현재 학회 운영을 책임진, 각 위원회의 위원장에게는 별도의 부탁을 했다. 원로 교수부터 전공의까지 역사를 만드는 일에 자발적으로 참여했다.

학회의 역사이므로 학회나 학회원과 관련된 이야기를 주문했다. 학회와 전문 과목, 건강진단과 직업병에 대한 이야기가 혼재되어 있어 어느 것이 학회와 관련이 있는지 구분하기가 어려웠다. 45편의 이야기를 모았지만 빠진 부분이 허전하다. 빠진 역사, 내가 알고 있는 역사는 다음 기회에 채워지길 기대한다.

직업환경의학회의 기념 책자이므로 직업환경의학회 회원과 관련된 이야기이다. 그러나 직업환경의학은 근로자의 건강 보호의 근간이다. 그래서 근로자 건강 보호에 관계하는 누구나 읽으면 고개를 끄덕이고 무릎을 치며 공감할 수 있는 이야기다. 의학을 전공하지 않았더라도 산업보건을 하는 전문가, 노동과 건강에 관심이 있는 일반인, 누구나 읽어보면 좋겠다.

이 글을 쓰신 분, 이 글을 읽는 분 모두에게 감사드린다.

❑ Contents

Chapter 04 직업병 사건에 대한 복기

Chapter 05 더 나은 환경을 위한 노력

Chapter 06 노동과 건강을 위한 분야별 노력

Chapter 07 산재보상에서 전문가로서의 역할론

CHAPTER 01

노동과 건강을 다루는 의학

제1절

대한산업의학회 창립: 시대적 요구와 배경

박정일 (가톨릭대학교)

1985년 필자가 캐나다 토론토 대학 유학을 마치고 귀국하자, 평소 근로자 건강과 직업병관리에 보다 전문적인 술기(이론과 임상)가 필요하다고 강조하시던 이승한 교수가 전문적인 술기를 향상시킬 수 있는 방안을 찾아보라고 하셨다. 예방의학에서 환경의학 분야를 전공하는 여러 선생님들과 논의를 시작해 처음에는 역학, 보건관리, 환경으로 구분된 예방의학 전문의 수련과정 내에 세부(분과) 전문의 제도를 만들고 환경 분야 전공자만 임상수련을 받는 방안을 마련했다. 그러나 예방의학회 내에서 세부 전문의 제도 신설에 대해 상당한 이견이 있었다.

내부적인 논의가 진행되던 중 1987년 원진레이온 근로자 4명이 이황화탄소중독으로 산재 요양을 신청했고 다수의 추가 중독자가 확인됐다. 1988년 5월에는 영등포의 소규모 정밀기계제조업체인 협성계공에서 한 달여 근무했던 15세의 문송면군이 수은중독으로 사망하는 등 사회적으로 반향을 일으키는 직업병 사건들이 발생했다. 재야와 시민사회단체는 1988년 9월 개최 예정인 서울올림픽을 앞두고 직업병 문제를 해결하지 않으면 올림픽 성화봉송로를 차단하겠

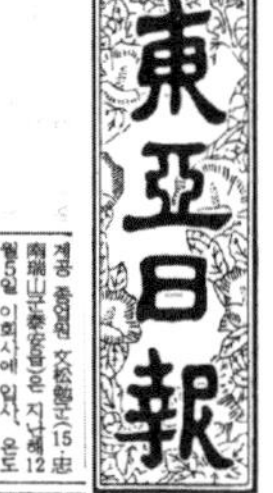

【1920年 4月 1日創刊】 1988年5月11日 水曜日

온도계工場근무 15세소년

두달만에 水銀중독

온도계제조회사에서 일하던 15세소년이 취업 두달여만에 수은중독및 신나중독으로 밝혀져 노동부가 이회사 전종업원에 대해 특수건진을 실시토록 지시했다.

제공 종업원 文松勉군(15·忠南瑞山군)은 지난해 12월5일 이회사에 입사, 온도계수은주입, 압력계신나세척 작업을 해오다 심한 두통 요통과 불면증에 시달려 지난 2월8일 휴직한후 한달뒤인 3월9일 서울대병원소아과에서 진찰을 받은 결과 수은및 신나중독으로 밝혀졌다.

협성계공은 종업원 1백여명의 중소기업으로 한림대부속 한강성심병원이 지난2월 이회사의 작업환경을 조사한 결과, 작업장바닥에 수은방울이 흩어져 있었으며 공기중 수은농도도 한계점에 이른 것으로 나타났다.

문송면 군의 수은중독 사건을 보도한 동아일보 기사

다고 선언하는 등 우리 사회에 새롭게 부각된 직업병 문제에 대해 개선책을 세울 것을 정부에 강력히 요구했다.

당시 직업병의 예방관리는 예방의학에서 담당했지만, 직업병을 진단하는데 있어 내과 가정의학과 등 임상의학의 역할이 컸다. 고려대병원 신장내과에서는 신부전증이 있는 원진레이온 근로자에게 신장조직검사를 한 결과 기존의 질병과는 다른 형태의 조직학적 특징(사구체경화증)을 발견했다. 증상이 없는 사람에게서도 조직검사에서 병변이 나타나자 많은 근로자들이 신장조직검사를 받고자 했다. 신장조직검사 결과는 직업병 인정의 중요한 요소로 부각됐다. 문송면군 사건도 서울대 병원을 거쳐 가톨릭대 여의도성모병원에서 수은중독으로 진단되기까지 많은 시간이 소요됐다. 경기도 부천의 근화상사에서 근무하던 고상국씨의 카드뮴 중독의심 사건, 인제대 부산백병원 내과에서 진단된 카드뮴 중독 등으로 진단의 정확성에 논란이 있었다.

이처럼 새로운 임상적 소견이 직업병 진단에 중요한 요인이 됐으나 당시의 예방의학 수련과정으로서는 적절히 대처하기 어려웠다. 환경보건을 전공한 기존의 예방의학전문의의 역할은 한계가 있었다. 그간 직업병 예방을 담당해온 예방의학전문의에 대한 신뢰도 떨어졌다.

직업병을 진단하고 예방할 수 있는 능력을 가진 전문가가 부족하다는 인식이 확산됐지만, 새로운 전문의 제도가 필요한데 예방의학 내에서는 해결될 수 없음을 인정하고 관련 전문가들이 모여 산업의학회를 창립하고 산업의학전문의 제도를 도입하기로 했다.

학회 창립은 전문가의 의지로 가능했으나 전문의제도는 대한의학회의 동의를 얻어 정부가 법을 개정해야 하는 사항이므로 전문가의 의지만으로 해결될 수 없었다.

우선 학회 창립을 서둘렀다.

1988년 8월 23일 건설회관 3층 회의실에서 차철환 교수 등 34명의 발기로 대한산업의학회가 창립되었다.[1] 학회 창립의 배경에는 직업병 문제가 사회의 주요 관심사로 등장하고 있고, 산업보건협회 체제로는 더 이상 대처가 어려우며, 예방과 산업위생 중심의 산업보건에서 임상적 능력을 갖춘 산업보건의사가 요구되고 있다는 인식이 있었다. 학회는 기존의 산업보건전공 예방의학전문의, 임상전문의 및 산업현장 보건관리자들을 학회에서 체계적으로 교육시켜 이들을 산업의학전문의로 양성하는 것을 목표로 삼았다.

---

1) 발기인: 계원철, 구도서, 김돈균, 김두희, 김성천, 김양옥, 김용준, 김준연, 남택승, 노재훈, 문영한, 박정일, 박항배, 배기택, 송동빈, 심운택, 양승림, 염용태, 윤덕로, 윤임중, 이병국, 이수일, 이세훈, 이승한, 이채언, 이태준, 정규철, 정치경, 정호근, 조규상, 조수헌, 차봉석, 차철환, 황인담.

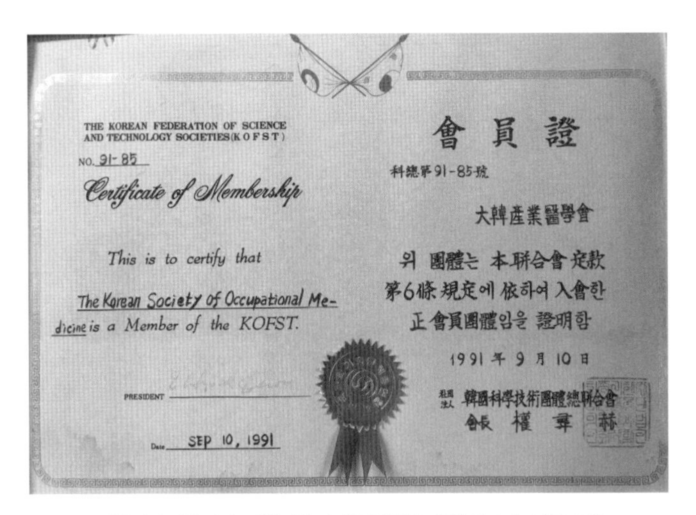

THE KOREAN FEDERATION OF SCIENCE AND TECHNOLOGY SOCIETIES(K O F S T)

NO. 91-85

Certificate of Membership

This is to certify that

The Korean Society of Occupational Medicine is a Member of the KOFST.

PRESIDENT

Date SEP 10, 1991

會員證

科總第91-85號

大韓産業醫學會

위 團體는 本聯合會 定款 第6條 規定에 依하여 入會한 正會員團體임을 證明함

1991年 9月 10日

社團法人 韓國科學技術團體總聯合會

會長 權 彛 赫

대한산업의학회의 과학기술단체총연합회 회원증 (제공 박정일)

발기취지문은 다음과 같다.

> 우리나라가 지난 4반세기의 짧은 기간 동안에 고도의 산업화를 이루어 놀라운 사회경제발전을 이룩한 것은 주지의 사실입니다. 자원과 자본과 기술이 부족한 이 나라에서 오로지 인력에 의지하여 놀라운 발전을 가져오느라고 애쓰신 사회 각계 인사의 노력과 성과를 이에 치하하여 마지않는 바입니다.
>
> 그러나 산업화의 과정에서 적지 않은 수효의 근로자가 산업재해와 직업병에 시달리게 된 것은 유감스러운 일이라 아니할 수 없습니다. 돌이켜 보건데 근로인의 건강증진을 위한 노력은 대한산업보건협회를 중심으로 산업의학분야에 종사하는 여러 선배와 동료에 의하여 적지 않게 기우려졌고 또 볼만한 성과를 거두었던 것도 사실입니다.
>
> 그러나 근저에 직업병과 산업재해가 사회의 비상한 관심거리가 되면서 이러한 일들은 우리 내부와 외부에 걸쳐 많은 것을 생각하게 하고 또 반성하게 하였습니다. 그중에서 으뜸가는 일은 산업의학에 종사하는 의료인의 자질향상 문제라고 생각됩니다. 그간 국내외를 막론하고 산업의학에 종사하는 의료인에 대한 교육과 훈

> 련이 인구집단에 대한 건강관리기술과 환경위생기술에 치우친 나머지 개인의 건강이상에 대한 진료기술에 있어서는 미흡한 점이 없지 않았었다고 할 것입니다. 이에 산업의학에 종사하는 의료인의 친목과 학술 교류를 도모하는 동시에 직업에 연유하는 건강 이상자 관리와 예방 기술을 겸비하여 작업현장에서 근로인의 건강향상 실무에 종사할 수 있는 전문 의료인의 양성을 기하고자 합니다. 뜻을 같이 하시는 선배 동료 여러분의 동참을 바라마지 않는 바입니다. (1988년 8월23일 창립 발기인 일동)

학회 설립 이후 학회 회원들은 산업의학전문의 제도를 도입하기 위해 백방으로 노력했다. 의학회 내부에서는 반대가 많아 쉽게 성사될 것 같지 않았다. 예방의학회의 반대도 심했다. 전문의 제도는 정부의 정책이므로 산업보건을 관장하는 노동부의 힘을 빌리기로 했다. 마침 원진레이온 사건이 계기가 되어 1991년에 정부와 산업보건 전문가가 모여 수립한 '직업병 예방 종합대책안'에 산업의학전문의 제도 도입을 포함시켰다. 당시 노동부 산업보건과장을 맡았던 김성중 과장(후에 차관 역임)의 역할이 매우 컸다.

산업의학전문의 제도 도입에는 시간이 걸리므로 일단 관련 전문 인력을 양성하기 위해 1992년에 산업보건전문대학원인 가톨릭산업보건대학원을 설립했다. 전문대학원 교육기간은 수련 경력으로 인정해주기로 했다. 산업의학전문의 양성에 필요한 커리큘럼은 토론토대학 대학원에서의 경험과 다양한 국외의 산업의학전문의 제도를 참고해서 2년 임상의학수련과 2년 산업의학 실무수련과정으로 수립했다.

산업의학 전문 과목 신설에는 가정의학과 등의 임상과의 반대가 예상됐으나, 오히려 예방의학에서 분과하는 문제 때문에 예방의학회의 반대가 적지 않았다. 다행히 환경을 전공한 원로 교수들의 노력과 설득으로 예방의학회의 동의를 끌어냈다. 그런데 산업의학전공의 과정이 시작되자 재활의학과, 가정의학과 등에서 임상수련을 거부하여 이들 임상 과목은 제외하고 수련을 시작하게 됐다.

마침내 대한산업의학회는 1995년에 1월에 산업의학과 전문 과목 신설 법령이 국무회의를 통과하여 전문 과목을 가진 학회로 재탄생했다.

제2절

산업의학 드디어 26번째 전문과목이 되다

강성규 (가천대학교 길병원)

근로자 건강문제는 전통적으로 예방의학에서 담당했다. 예방의학은 보건관리, 역학, 산업 및 환경보건의 세 가지 세부 전문분야로 나눠 인력을 양성했다. 대학의 예방의학과에서 산업보건을 담당하며 근로자 건강진단과 작업장의 환경측정을 담당해 왔다. 1988년 5월 11일 동아일보에 15세 소년(문송면)의 수은중독 기사가 나온 이래, 수은 및 카드뮴 중독과 원진레이온 이황화탄소 중독 등 우리 사회에 감추어졌던 다양한 직업병 문제가 표출됐다. 이러한 직업병은 주로 임상의사(내과, 가정의학전문의 등)에 의해 발견되고 진단되었기 때문에 직업병을 전문으로 다루는 전문의의 필요성이 제기됐다.

1991년 6월 14일에 마련된 노동부(장관 최병렬)의 직업병예방종합대책에는 직업병을 담당할 새로운 전문의로 산업의학과 전문의를 신설하는 것이 포함됐다. 노동부(산업보건과장 김성중)는 주무부서인 보건사회부 및 관계 부처와 협의를 거쳐 대한의학협회에 산업의학과전문의 신설을 요청하는 협조공문을 보냈다. 전문의 수련과정은 4년으로 1년차는 기본 임상수련, 2년차는 산업의학 관련 임상 수련, 3년차는 사업체나 관련기관 현장실습, 4년차는 공중보건 및 산업의학 관련 이론 수련으로 제안됐다.

대한의학협회는 현재 내・외과 등의 전문과목만으로 충분히 산업과 직업병 간의 상관관계를 밝힐 수 있어 별도의 전문의는 불필요하다는 입장을 표명했다. 노동부는 미국, 프랑스 등 선진국에서 이미 실시하고 한국의 직업병 현황이 산업의학과 전문의 신설이 필요함을 들어 법령 개정을 강력히 추진했다. 대한의학협회는 1994년 10월 24일 당시 같이 추진됐던 응급의학과와 산업의학과 전문과목 신설을 향후 1년간 보류해 주도록 보사부에 공식 통보했다.

대한의학협회는 '전문과목 신설에 대한 의견서'를 통해 "산업의학 및 응급의학을 전문과목으로 신설하는 문제는 우리나라 전문의제도의 근본적 변혁을 전제로 한 제도의 재정비가 선행되어야 한다"고 지적하고 "현재의 전문의 제도 하에서 산업의학 및 응급의학을 포함하여 전문과목을 신설하는 일은 적절치 못하다고 사료되며 본회의 연구 작업이 진행되는 1년 동안은 전문과목의 신설을 보류해 줄 것"을 요청했다. 협회는 "산업의학은 내과, 정형외과, 피부과, 이비인후과, 안과 및 예방의학 등에 두루 걸쳐있고 응급의학은 내과, 외과, 소아과, 산부인과, 정형외과, 신경외과, 흉부외과, 마취과, 가정의학과 등에 널리 걸쳐있어 관련 학회에 의견을 물었던 바 각 학회 모두 전문과목 신설이 부적합하다고 통보해왔다"고 밝혔다.

고려대학의 차철환교수는 '한국 산업보건의 문제점 및 대책'이란 논문에서 "현행 법규상 산업보건의의 자격규정이 예방의학전문의 또는 산업보건에 관한 학식과 경험이 있는 자로 애매하게 표현되어 있어 산업보건 분야와 관련이 없는 의사들도 산업보건의로 임명될 수 있는 길을 열어놓고 있다"며 "예방의학과 응급치료, 재활, 환경의학 분야의 원리를 이용해 근로자의 건강을 진단하고 유지, 회복, 증진시키기 위해서는 예방의학 중 산업의학 전문과목 독립, 산업의학 전문가가 양성되어야 한다"고 말했다.

1991년 12월 14일 인도주의실천의사협의회는 산업의학전문의 제도를 조속히 도입하도록 성명서를 발표하였다. 인의협은 대한의학협회 등 관련 단체들의 반대에 대해 "산업의학 전문의의 역할과 임무를 좁은 영역의 학문 및 연구에 국한시키려는 일부의 시도는 근로자의 열악한 건강조건과 이에 대한 해결의 시급성을 외면하는 행위"라면서 "산업의학 전문의는 해당 분야에서 배타적 권리와 독점성을 갖는 자격이 아니라 근로자의 건강보호와 증진을 위해 헌신, 봉사하는 전문 인력이 되어야 한다"고 주장했다.

노동부의 강력한 요청에도 대한의학협회의 반대에 부딪혀 1992년도에도 산업의학 전문의 제도 도입이 확정되지 못했다. 한국노총은 제도 도입을 강력히 요청하였다. 서울대 조수헌 교수는 "산업의학은 이때까지 근로자의 건강진단이 거의 전부라고 인식되고 있는 기존의 산업의학이 아니라 산업 현장에서 몸소 뛰어야 되는 실천의학이다. 직업병 진단은 일반 환자의 진단과 달리 보상이 뒤따르므로 확신을 가지고 진단할 수 있는 산업의학 전문의가 필요하다. 확신이 없어 근로자에 대한 직업병 판정을 회피하면 이는 근로자에 대한 손해만이 아니라 바로 의사 자신의 손해, 즉 불신을 가져 오는 것"이라고 주장했다.(연합뉴스 1992.9.4.)

1992년 9월 7일 의협회관에서 개최된 대한의학회 주관의 공청회에서 응급의학과, 핵의학과, 산업의학과는 전문과목 신설을 주장하였으나 타 전문 학회는 반대했다. 대한의학회 전문과목심의위원회는 공식으로 반대 입장을 정리했다. 그 이유는 "현행 전문의제도의 획일성과 경직성에 비춰볼 때 이들 3개 과목이 기본과목으로 추가될 경우 진료체계, 전문의 제도 운영, 전문 인력 수급에 혼란이 초래될 것"이라고 했다. 이문호 대한의학회장은 "이들 3개 과목은 한 분야에 특정된 연구 분야라기보다는 여러 분야를 포괄적으로 다루는 종합학문으로 볼 수 있는 만큼 개별 전문과목으로 취급될 수 없다"고 말했다. 이에 따라 대한의학협회에서도 산업의학과 등 3개 전문과목 신설에 대해 공식적으로 반대했다.

그렇지만 노동부는 산업의학전문의 제도를 강력히 추진했다. 노동부는 '직업병에 대한 진료체계가 각종 유해물질에 대한 전문적인 연구 없이 임상적 증상 위주로 행해지고 있고, 직업병 판정결과가 달라 근로자들의 불신을 받고 있고, 직업병에 대한 전문 의료 인력이 부족하며, 미국 유럽 일본 등 선진국에서는 오래 전부터 산업의학 전문의 제도를 도입하거나 대학 내 별도의 교육과정을 두어 산업의학분야가 전문영역으로 정착되어 매년 수많은 직업병 전문가들을 배출해오고 있다'고 설득했다. 1992년 10월 8일 보사부에 산업의학 전문과목을 신설하도록 입법예고해 줄 것을 보사부에 요청했다. 1992년도에도 산업의학전문의 신설은 성공하지 못했다.

노동부는 1993년에도 산업의학전문의 신설을 계속 추진했다. 대한의학협회와 대한의학회는 산업의학전문의 제도 도입을 계속 반대했다. 보사부는 의학단체의 반발에 미온적인 태도를 취했다. 실질적으로 산업보건을 전공하던 예방의학 전공의들은 업무의 중복성을 들어 산업의학전문의를 분과전문의로 도입하자고 주장했다. 예방의학회는 산업의학전문의나 분과전문의 도입에 반대했다. 분과전문의 도입 주장에 대해 당시 산업의학회장인 가톨릭대 윤임중 교수는 "산업의학은 의학이론뿐 아니라 임상기술이 필요한 복합 학문이어서 근로자의 건강을 진단하고 직업병을 정확히 판정하기 위해서는 독립 전문의제가 필요하다"고 주장했다.(연합뉴스 1993.7.22.)

1993년 출범한 김영삼 정부의 행정쇄신위원회는 강력했다. 1994년 4월 27일 행정쇄신위원회는 산업재해 예방대책을 발표하면서 산업의학전문의 제도 신설을 계속 추진하기로 했다. 이에 대한의학회는 전문과목 신설을 요청하는 3개 학회에 전문의제도 전반에 대한 검토와 연구가 끝날 때까지 전문의 제도 도입을 유보해 달라고 하고 전문과목 분류 체계 정비 작업이 마무리되면 3개 학회 전문의 신설을 적극 수용하겠다고 했다.

행정쇄신위원회의 지원 하에 1994년 9월 1일 보사부는 응급의학, 핵의학, 산업의학 전문과목을 신설하는 입법예고를 했다. 1995년 1월 17일 국무회의 의결을 거쳐 산업의학과는 26번째 전문과목으로 신설됐다. 이에 따라 대한의사협회는 1995년 11월 11일자로 1996년 1월에 치르는 제39회 전문의 자격시험에 산업의학전문의를 추가했다.

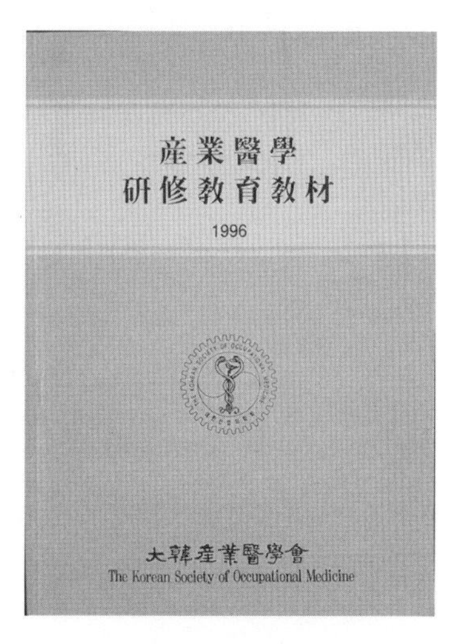

경과과정 전문의를 위한
연수교육교재 표지(제공 강성규)

1996년 1월 경과규정에 의해 기

존에 산업보건에 종사하던 의사 144명이 산업의학전문의 자격을 인정받았다. 2002년까지 모두 413명이 경과규정에 의한 산업의학전문의로 인정받았다. 대학에서 5년 이상 교육경력이 있는 교원들은 일차 시험을 면제받았고, 산업의학 경력으로 신청한 의사들은 1주일간의 교육을 받은 후 일차 시험 응시자격이 부여됐다.

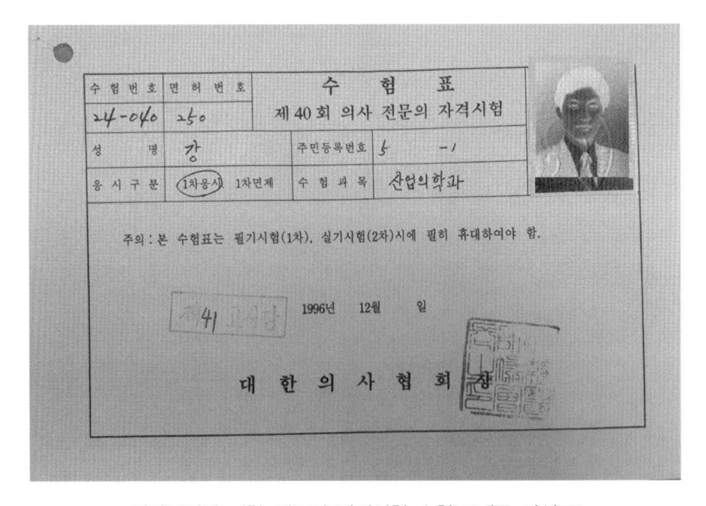

수험번호	면허번호	수 험 표 제40회 의사 전문의 자격시험	
24-040	250		
성 명	강	주민등록번호	5 -1
응시구분	1차응시 1차면제	수험과목	산업의학과

주의 : 본 수험표는 필기시험(1차), 실기시험(2차)시에 필히 휴대하여야 함.

제41 고사장

1996년 12월 일

대한의사협회장

경과규정에 의한 전문의 자격시험 수험표(제공 강성규)

전문의 규정에 의한 레지던트 수련은 1996년 3월에 제1기부터 시작되어 2000년 1월에 9명의 정규과정의 산업의학전문의가 배출됐다. 2018년까지 모두 385명의 정규 수련 산업의학전문의가 배출됐다.

제3절

학회 영역을 사업장 내 환경에서 사업장 밖 환경으로 확장하며

구정완 (가톨릭대학교)

공식으로 학회 명칭을 변경하자는 의견이 제기된 것은 2008년 11월 부산 해운대에서 개최된 추계학술대회 이사회였다. 이제 겨우 이름을 알리기 시작한 산업의학을 굳이 바꾸어야 하겠냐는 의견과 시대적 상황을 반영하여 직업과 환경이라는 명칭이 들어가야 한다는 의견이 엇갈렸다. 회원과 일반인들의 의견을 수렴하기로 하고 집행부에 위임했다.

집행부는 2009년 11월 12일 제주 KAL호텔에서 열린 추계학술대회 정기총회에서 보건의료인 및 일반인 408명을 대상으로 한 산업의학과 명칭 변경 선호도 조사 결과(선호 개정 명칭: 직업환경의학과 45.6%, 직업・환경의학과 17.4%, 환경직업의학과 11.8%, 직업 및 환경의학과 6.9% 등)를 발표했다. 의견 수렴 결과에 따라 학회 명칭을 직업환경의학과로 개정하는 것을 추진하기로 결정했다. 2010년 11월 11일 경주교육문화회관에서 개최된 추계학술대회 정기총회에서 2년간의 학회명칭 변경과 관련된 실무추진반의 의견을 보고하고, 학회원 전체 동의로 학회 명칭을 "대한직업환경의학회"로 변경하기

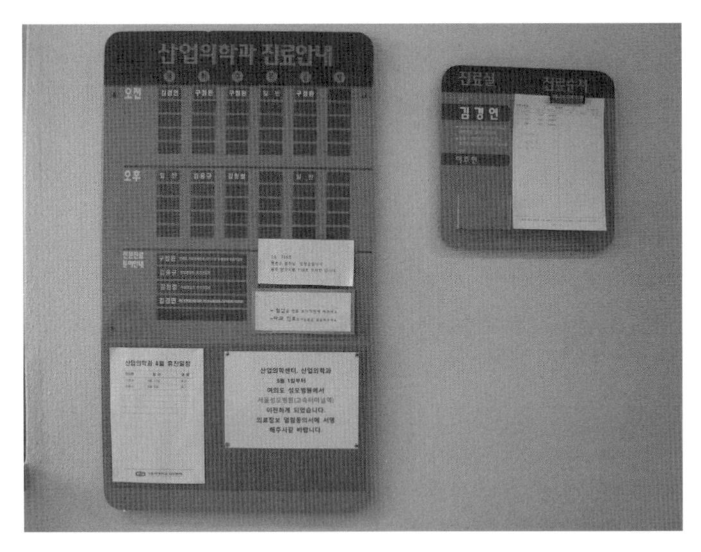

가톨릭대학교 여의도성모병원 산업의학과 진료 게시판 (제공 구정완)

로 결의했다. 이에 학회 회칙을 '대한산업의학회'에서 '대한직업환경의학회'로 변경하고, 제3조 목적에 환경 부분을 추가하기로 결의했다.

필자는 2010년 12월 1일부로 대한직업환경의학회 총무이사를 두 번째로 맡아 새로운 임기를 시작했다. 학회 명칭 변경을 진행하고 확정하는 실무추진업무는 총무이사가 해야 할 당연한 몫으로 돌아왔다. 하지만 학회와 전문 과목 명칭을 바꾸는 것은 법적·행정적 절차가 필요한 지난한 과정이었다. 학회 명칭 변경은 대한의학회에 소속된 다른 학회의 동의가 있어야 한다. 타 학회에서 반대를 하면 명칭을 변경할 수 없다. 대한의학회의 동의를 얻어도 전문 과목 명칭은 대통령령과 보건복지부령으로 규정되어 있어 이를 개정해야 한다. 많은 노력과 시간이 필요한 작업이었다.

학회 명칭을 변경하고자 하는 주요한 이유로는 첫째 "산업의학"의 영문 명칭이 "Occupational and Environmental Medicine"으로 이미 환경의학의 영역을 포괄하고 있음에도 영문 명칭과 일치하지 않는다는 점,[2] 둘째 "산업의학"에서 산업은 "Industrial"의 개념으로 주로 2차 산업을 중심으로 하는 산업의 개념으로 인식되고 있으나, 산업의학은 이미 농업인, 어업인들과 같은 1차 산업과 서비스 직종과 같은 3차 산업을 포괄하고 있으므로 산업보다는 직업의 개념으로 확대가 필요한 상황인 점, 셋째 산업의학이라는 용어에서는 환경의학의 개념을 담고 있지 않아서, 환경의학의 이름이 담겨야 한다는 점이었다.

2011년 1월 10일 대한의학회에 "대한산업의학회 학회 명칭 변경 및 산업의학 전문의 명칭 변경에 관한 승인 요청" 공문을 발송했다. 대한의학회는 타 학회의 의견 수렴을 거쳐 동년 3월 8일에 학회명은 "대한직업환경의학회"로 전문 과목명은 "직업환경의학과"로 변경함을 승인했다. 단, 전문 과목 의료법 제77조(전문의)에 의한 대통령령 제28440호인 전문의의 수련 및 자격 인정 등에 관한 규정(전문의 규정) 제3조(전문의의 전문 과목)에 명시되어 있는 전문 과목명이 개정된 후부터 효력이 발생된다고 했다. 이에 보건복지부에 대통령령인 전문의 규정에 전문 과목 명칭을 변경해 줄 것을 요청했다.

대한의사협회 법제팀에 자문하고 의사국의 협조를 얻어 대한의사협회장 명의로 '산업의학과 전문 과목 명칭 개정 요청의 건'을 2011년 3월 25일자에 보건복지부장관(의료자원과장) 앞으로 공문을 발

2) 편집자 주: 학회의 영문 명칭은 1997년 염용태 회장 시절에 환경(Environmental)을 추가했다.

송했다. 공문을 발송했으나 진척이 없어 2011년 7월 18일에 보건복지부 의료자원과를 방문하여 정우진 사무관과 협의했다. 의료자원과에서는 대통령령과 보건복지부령을 개정하는 것이므로 산업의학과 명칭 변경 건만으로 수시 개정을 할 수 없고, 다른 개정 사항과 묶어 개정할 것이고 2011년 말에 규정을 개정하고 2012년 1월에 공포하겠다는 확답을 받았다. 다행히도 그 당시에 "정신과"를 "정신건강의학과"로 개정하는 의료법 일부개정 법률안이 신상진 의원 대표발의로 진행되고 있었다. 두 전문과목이 동시에 개정 요청됨에 따라 개정 작업은 예상보다 빠르게 진행됐다.

2011년 11월 10일 유성 리베라호텔에서 개최된 대한직업환경의학회 추계학술대회 정기총회에서 명칭변경 건에 대해 보고했다. 이사회 당일 전문의 규정에 관한 대통령령에 대해 법제처 심의가 예정되어 있었고, 11월 18일 국무회의에서 의결되면 법제처, 행안부를 거쳐 대통령이 서명하면 늦어도 12월 초에는 개정된 대통령령이 공포될 것이라고 보고했다. 또한 2012년도 전문의 자격증부터 적용이 가능(공포 후에는 갱신과 재발급을 할 때 수정된 전문의 이름 사용)하다는 것도 공지했다.

드디어 2011년 12월 1일 보건복지부로부터 "전문 과목 및 진료과목 표시 변경에 따른 협조 요청"에 따라 "산업의학과 명칭이 직업환경의학과로 일괄 개정(의료법 시행규칙 제41조, 2011.12.7일부로 공포)" 됐음을 통보받았다. 행정적인 절차를 시작한 지 만 1년 만에 명칭 변경을 마무리할 수 있었다.

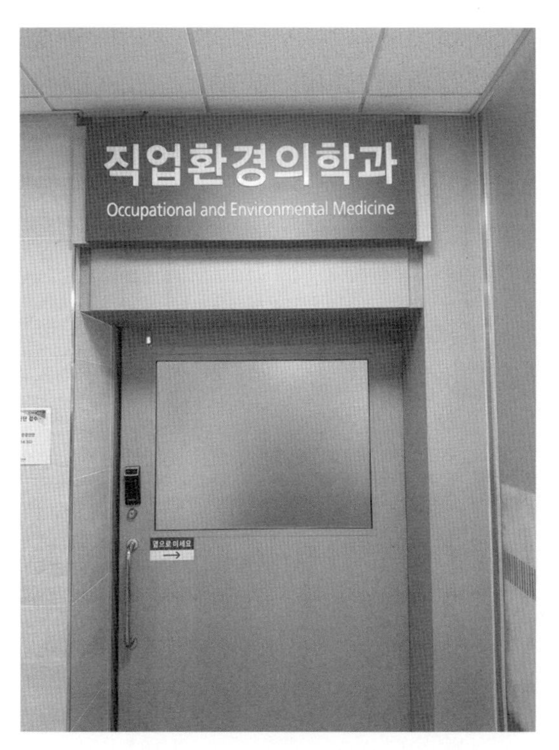

가톨릭대학교 서울성모병원 직업환경의학과 외래 (제공 구정완)

제4절

전환점에 선 학회: 내실을 다졌던 시기

이지호 (울산대학교)

예방의학회에서 산업의학이 분리되고 1995년 산업의학 전문의가 신설된 이후 2011년 지금의 직업환경의학회와 직업환경의학과라는 정식 명칭을 얻어내기까지, 전임 회장단들의 노력으로 학회의 변화를 향한 행진은 지속되고 있었다. 2012년 12월 직업환경의학회를 울산의대로 옮겨오면서 학회의 명칭과 위상에 맞는 내실을 국내외적으로 구축하기 위해서는 오랜 숙제와도 같은 두 가지 현안을 이번 임기 내에 해결해야 했다. 이를 위한 김양호 회장의 의지는 굳건했고 이를 확인한 실행위원들은 희망과 부담을 가지고 업무를 시작했다.

첫 번째 과제는 학회지의 국제화와 영문화였으며 회장과 뜻을 같이한 고상백 편집위원장의 의지 또한 단단했다. 그러나 편집위원장의 국외 연수기간이 학회 임기와 겹쳤다. 영문화 작업과정에서 해결해야 하는 문제들은 한두 가지가 아니었으므로 머리를 맞대고 논의해야 하는데 '잘 해결될 수 있을까'하는 의구심이 있었다.

학회지의 영문화 과정에서 제일 큰 문제는 학회원들이 영문으로 투고하도록 유도하는 것과 자유열람방식(Open Access)을 유지하면서 출판비용을 최소화하도록 출판사와 합의하는 것이었다. 고상백 편집위원장은 연수 장소인 미국에서 여러 학회지 출판업체와 접촉하면서 학회지의 출판과 관련된 다양한 문제를 검토했고 학회 임원진과 수시로 의견을 주고받으며 문제의 실마리를 찾아가고 있었다. 학회지 전문 발간사인 Springer와 우선 협상을 시도했는데, 우리 학술지가 의학잡지이므로 Springer는 협력사인 BMC를 추천했다. 마침 한국에 진출하려던 BMC는 우리 학회에 합리적인 가격을 제안하여 5년 계약을 맺게 됐다.

국제화에 걸맞은 편집인을 초빙하는 것도 숙제였는데, 편집위원장이 국외에 거주하고 있어 국외 편집진을 초청하기에는 매우 유리한 위치에 있었다. 미국 4명, 일본 3명, 대만 2명을 포함하여 네덜란드, 이탈리아, 멕시코, 캐나다, 스웨덴, 싱가포르, 중국 등 총 10여 개국이 참여하는 편집위원회를 구성할 수 있었다. 여러 우여곡절에도 불구하고 초기 학술지 국제화 작업은 빠르게 안정화됐고, 영문화로 변환한 후 1년 6개월 만에 Pub Med에 등재하는 쾌거를 이뤘다.

두 번째 과제는 그동안 직업환경의학의 변변한 한글 교과서가 없어 외국서적에만 의존해야 했던 것을 학회 회원의 힘으로 지식적 체계를 세우고, 표준교과서를 편찬하는 것이었다. 문재동 편찬위원장을 필두로 김수근 편집위원장이 뜻을 모으고 학회원들을 독려하여 편찬위원회와 편집위원회를 구성했다. 교과서 편찬은 계획사업이 아니어서 사전에 배정된 예산이 없어 예비비를 사용했으므로 투입 경비를 최소화해야 했다.

2013년 1월 5일에 첫 편찬위원회가 열리고, 내용으로 직업환경의학의 정체성, 수록해야할 내용의 범위, 독자층의 범위, 실용성과 확장성 등에 대해 논의했다. 편찬 목적은 전공의 교육과 자율학습이 가능한 교과서였지만, 주요 학습목표가 제대로 정립되어 있지 않은 상황이어서 방향 설정에 애를 먹었다. 그렇지만 열정은 높은 산도 건너고 깊은 물도 건너게 하는 것인지, 오프로드를 각오한 편찬위원회의 노력 앞에서는 그저 작은 고민거리일 뿐이었다고 여겨졌다.

약 2개월의 준비기간을 거쳐 2013년 2월 23일부터 시작된 실무작업은 그해 5월에 교과서를 전체 7편으로 구성하고 각각에 대한 장과 절의 주제를 수렴하는 등 일사천리로 진행해 6월에 최종구성안을 수립했다. 그해 11월 집필 의뢰를 보내고 원고를 2014년 5월에 받아서 고쳐가기를 수 회 거치는 동안 8명의 편집위원, 95명의 집필진, 7명의 검독위원의 땀과 노고 덕분에 약속한 기일에 맞추어 교과서 1,000부가 세상에 나오게 됐다. 일부 내용에 미흡함이 있을지라도 그것은 다음에 나타난 현명한 독자의 편달에 의해 가다듬어질 것이다.

두 가지의 당면한 과제가 13대 학회 임기 내에 완료될 것인가 하는 의구심은 기우에 지나지 않았음을 학회를 마무리하는 시점에서야 알 수 있었다. 이전부터 축적된 저력과 시대적 요구는 우리를 가만히 머무르게 두지 않았고, 이를 시작하고 마무리하는 과정에서 흘린 땀과 지난한 시간은 성취의 풍성한 열매와 찬사로 변화됐다. 이러한 과정을 참여하고 지켜보는 가운데 어느 덧 시간이 학회를 다음으로 물려주어야 하는 시기에 다다르게 됐다. 시작이 있어야 끝이 있다는 그 평범한 진리를 가까이에서 체험한 것은 행운이었고, 두 가지 큰 사업을 진행하는 동안 함께 하며 그 과정을 지켜볼 수 있는 자리에 있었던 것 또한 오랫동안의 추억으로 자리매김 될 것이다.

제5절

직업환경의학회의 선사시대(?)

송재철 (한양대학교)

올 해 만큼은 아니었지만 1988년 여름도 꽤 더웠던 것으로 기억한다. 1980년대 초부터 우리 사회를 뜨겁게 달구었던 원진레이온 이황화탄소중독 사건, 15세 소년 문송면군의 수은중독 사건 등, 그동안 방치되고 있던 직업병 문제를 해결하기 위해 그해 여름 서른 네 분의 전문가를 발기인으로 하여 창립한 우리 학회는 이제 700 여명의 전문의를 포함하여 천 명이 넘는 회원을 가진 중견 학술단체가 됐다.

학회 새 집행부가 30년의 역사를 정리하고 미래를 준비하는 "대한직업환경의학회 30주년 기념사업"을 준비하던 때, 우리 학교 동료 교수로부터 학회 역사에 대한 뜻밖의 질문을 받았다. 물론 우리 학회와 깊은 관련이 있는 '대한산업보건협회'는 1949년에 이영준 등이 현 협회의 전신을[3], 1963년에 최영태, 조규상 등이 지금까지 계속되는 협회를 창립했다[4]. 이 역사는 필자가 '대한산업보건협회 50년 기념사업'에 참여했던 터라 익히 알고 있었다.

---

3) 『동아일보』, 1947년 11월 20일 기사에 따르면 이때 이미 '조선산업보건협회' 창립총회가 있었다. 그러나 그들의 활동자료는 확인할 수 없었다.

4) 『대한산업보건협회 30년사』, 대한산업보건협회, 17, 1993

그러나 '1945년 '**조선산업의학회 창립**'에 대해서 아는 바가 있냐? '는 동료 교수의 질문에는 금시초문이란 답 밖에 할 수 없었다. 예방의학 전공의 시절이었던 1988년 필자도 건설회관의 '대한산업의학회 창립총회'에 참석했었다. 당시나 그 후에, 어느 선배로부터도 '조선산업의학회'란 말이나 역사에 대하여 들은 바 없기에 적잖이 당황했다.

"30주년이 맞는 것인지?", "30주년 기념을 준비해야 하는 것인지?" 잠시 머리가 복잡했던 것이 사실이다. 그러나 선배, 동료들과 상의한 결과, 대한산업의학회와 연결되지도 않은 역사를 우리 학회의 것으로 보기에는 무리가 있다는 의견에 따라 30주년 기념사업을 계속하기로 했다. 그러나 몰랐다면 어쩔 수 없겠지만 기왕 확인된 '조선산업의학회'를 무시할 수는 없기에, '선사시대'라 생각하고 우리 학회 30주년을 계기로 회원들과 그 내용을 공유하기로 했다.

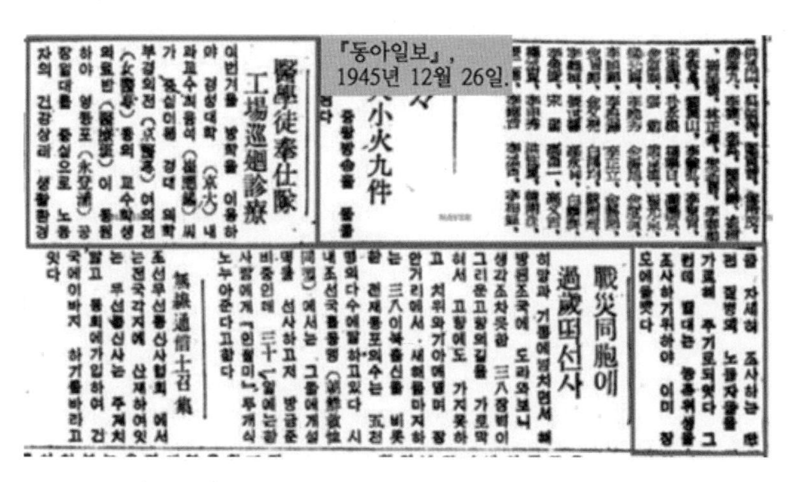
『동아일보』, 1945년 12월 26일.

醫學徒奉仕隊
工場巡廻診療

경성대학의 영등포사업장 봉사 관련 동아일보 기사 (제공 송재철)

어려운 시대를 겪은 선배들이 해방 후 우리나라를 바로 세우기 위해 얼마나 치열하게 살았는지 우리는 이미 잘 알고 있다. 당시 남한(남조선)은 정치적으로 좌익과 우익이 공존했고, 과학기술자들도 정치적 입장에 따라 서로 다른 접근법을 추구했던 것 같다. 한 쪽의 정치적 입장을 가진 분들이 정책이나 제도의 흐름을 장악하면서 다른 생각을 가진 분들은 자신과 맞는 다른 쪽을 따랐고, 결과적으로 남쪽에서 활동을 계속하거나 정치적 뜻이 다르면 다른 선택을 해야 했을 것이다. 우리 뿐 아니라 많은 다른 분야의 역사 공백도 이에 연유했음을 추측할 수 있다.

> 문헌[5]에 따르면 '**1945년 11월 17일 경성대학 의학부 에이 강당에서 진보적 청년의학도 150명이 모여 '조선산업의학회'를 창립** '했고, 창립취지는'**근로대중의 보건문제 해결, 과학적 산업의학이론 확립을 목적으로 연구회를 창립** '이라고 되어 있다. 강령도 채택했는데,'**1. 농촌, 광산, 공장, 학교, 기타의 집단을 대상으로 하여 경제와 관련에 있어서 생활양식(의식주), 노동, 체위, 질병 등을 조사 연구하여 진보적 산업의학이론의 확립과 그 대중화를 위한 선전계몽 등의 실천활동을 함. 2. 산업의학관계자의 조직적 양성과 산업진단에 대한 계통인 의료기관의 설치를 기함.** '이다.
> 또한 '**1945년 경성대학교 내과교수 최응석을 중심으로 경성대학 의학부, 경의전, 여의전 교수학생 의료반이 영등포 공장지대를 중심으로 노동자 건강상태와 생활환경 조사 및 치료 활동을 전개했다. 이것은 전반적인 농촌위생에 대한 연구의 일환이었다.**'[6] '조선산업의학회' 창립에 중요한 역할을 했던 류석균, 최응석 등은 월북하여 다양한 활동을 했고, 특히 최응석은 산업의학분야에서도 업적을 남긴 것으로 알려졌다.
> 최응석의 자서전에는 그가 **『산업의학연구보고서』**(1947)를 작성했는데, '**공화국북반부 13개 중요 공장광산의 산업의학조사**'**라는 제**

---

5) 『과학과 과학기술자』, 청년과학기술협의회 지음. 한길사. 334-5, 1990

6) 『동아일보』, 1945년 12월 26일.

목 하에, '(1)**13개 중요 공장광산의 리병율, 외상율** (2) **북반부 화학 공업에 있어서의 직업성 유해인자와 직업성 질환** (3) **북반부 석탄 산업에 있어서의 직업성 유해인자와 직업성질환** (4) **방직공업** (5) **인견공업** (6) **흑금속공업** (7) **성흥광산** (8) **요업** (9) **세멘트 공업** (10) **남포제련소**'로 구성했고 위생검열원장에'**1947년 6월 1일 제출하였다**'고 기술되어 있다[7].

이 글을 쓰면서 참고한 문헌으로 보아 해방 직후 산업의학에 관심이 많았던 분들은 정치적으로는 진보적이었고, 국영화 등 의료의 공공성을 강조했음을 알 수 있다. 당시 미국의 보건의료정책을 받아드렸던 우리의 현실은 그들의 진보적 정책과 제도를 채택하기에 부담이 있었을 것이다. 그러나 현재 우리 학회가 추구하는 목적이나 활동이 당시 조선산업의학회의 그것과 대부분 부분이 일치함을 알 수 있다. 이는 대한민국에서 활동했던 많은 선각자들의 노력과 우리 사회의 품이 노동자 건강보호 영역에 대한 진보적인 사고를 수용할 수 있도록 한결 넓어졌기 때문일 것이다.

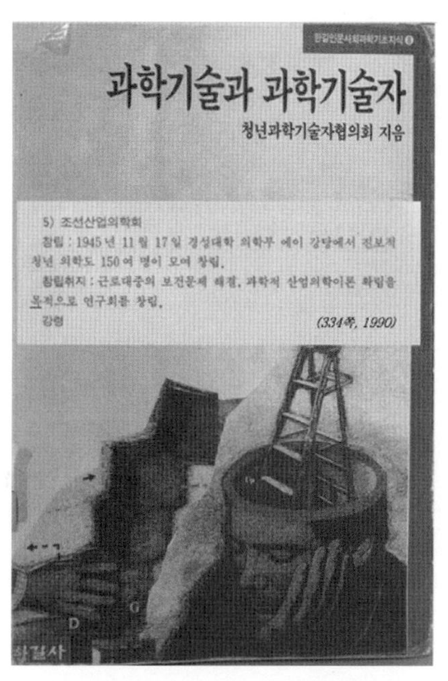

조선산업의학회 관련 문헌 (제공 송재철)

7) 신영전, 김진혁. 최응석의 생애: 해방직후 보건의료체계 구상과 역할을 중심으로. 의사학 23(3) 2014, 469-511

제6절

의사와 산업안전감독관

강성규 (가천대학교 길병원)

한국에서 산업보건에 관련된 모든 업무는 고용노동부에서 담당하고 있다. 1963년 보건사회부의 노동국이 노동청으로 독립됐는데, 이때 노동에 관련된 모든 업무를 이관받았기 때문이다. 노동청으로 분리된 초기에는 의사 공무원이 근무했다고 하나 근로자의 건강과 질병을 다루는 부서에 1990년대 후반까지 의사 공무원이 한 명도 없었다. 1999년에 이르러 예방의학을 전공한 이상준 선생이 최초로 보건사무관으로 임명됐다.

19세기 유럽은 아동노동, 장시간 노동, 위험한 환경 등 노동조건이 열악했다. 노동환경에 대해 영국에서는 공장법을 만들고 산업안전감독을 실시했다. 납이나 황린에 의한 직업병이 발생하면서 1989년에 최초로 Thomas Legge 경을 의사 근로감독관으로 임명했다. 이 전통은 유럽의 여러 나라에서 지금까지도 이어져 직업환경의학과 의사들이 근로감독관으로 일하고 있다. 의사 감독관에 대해 일반직 감독관에 비해 추가 수당을 주는 나라도 있고, 그렇지 않은 나라도 있다.

직업병 문제가 진폐증과 중금속 중독 등 단순한 질병에서 직업성 암, 작업관련성질환 등으로 확대되면서 산업위생으로 구성된 감독행정에서도 의학 배경을 가진 전문가의 필요성이 절실해졌다. 노동부는 2002년에 유럽의 의사 근로감독관 제도를 조사했다. 산업보건과의 이상준 사무관과 필자는 영국, 프랑스, 독일, 벨기에를 방문하여 의사감독관 제도를 조사하여 보고서를 제출했다.

보고서는 묻혀 있다가 2004년 송지태 산업안전국장의 지원으로 기재부로부터 의사를 채용하는 조건으로 보건사무관 정원 6명을 확보했다. 정부조직에서 사무관 자리 확보가 매우 힘들었던 당시에 노동부의 참신한 발생의 전환과 기획재정부의 획기적인 지원의 결과였다.

2004년 말 서울, 부산, 경인, 광주의 네 개의 지방노동청에 5급 보건직 사무관(의사) 특별채용을 공고했다. 자격을 직업환경의학과나 예방의학전문의로 했으나 직업환경의학전문의는 한 명 밖에 응모하지 않았다. 2005년 1월 말 직업환경의학전문의를 막 취득한 김정연을 포함한, 전공의 경력자, 일반의, 타과전문의 등 4명의 의사인 보건 사무관이 채용됐다. 의사 사무관은 서울 등 지방노동청의 산업안전과에 서기관급인 과장을 보좌하도록 배치됐다. 지방노동청에 배치된 의사 사무관은 관리자인 과장과 실무자인 주무관 사이에서 위치를 잘 찾지 못했다. 2010년 김윤배 산업안전보건국장은 지방노동청에서 천안, 창원 등 수요가 많은 지역의 산업안전과장으로 배치하여 책임을 지고 산업보건행정을 하도록 했다.

2010년 외교부 장관 딸의 부처 특별채용 문제가 발생했다. 모든 채용은 인사혁신처로 일원화됐다. 의사로 충원되지 않자 보건사무관 특별채용은 의사가 아닌 보건전문가에게 개방됐다. 현재는 고용노동부에서 인사혁신처에 요청하면 인사혁신처가 채용의 전 과정을 담당한다. 행정업무 종사에 의욕이 떨어지는 의사보다는 강한 동기가 있는 비의사 산업보건 전문가가 채용되고 있다.

의사인 보건직 사무관은 김정연(현 서기관, ILO파견 중)을 제외하고는 행정업무에 적응하지 못하고 모두 퇴사했다. 이후 의사로는 이종걸 사무관이 채용되어 창원지청과 산재보험과를 거처 현재 산업보건과에서 근무하고 있다.

보건복지부에는 보건사무관 특별 채용에 여러 의사들이 응모하여 2018년에 4명이 신규로 임명됐다. 직업병 예방이나 근로자 건강보호를 위한 여러 가지 의학적 조치는 사업주의 자발성 보다는 법규와 행정적 처분에 의한 타율적 조치에 의해 것이 대부분이다. 법적·행정적 뒷받침이 없다면 현재 직업환경의학 의사들이 하고 있는 많은 업무를 제대로 수행할 수 없을 수도 있다. 직업환경의학 전문의가 필요하다고 확보해 놓은 의사 보건직 사무관 특별채용에, 정작 직업환경의학 전문의는 응모하지 않는 현상은 직업환경의학 또는 의사사회가 안고 있는 아이러니다.

2018년에는 직업환경의학과 전문의인 박영만 변호사가 의사로서는 최초로 산업안전보건국장으로 임명됐다. 바로 직전에는 단국대학교의 하미나 교수가 환경부의 환경보건정책국장으로 임명됐다. 그간 행정의 모순점을 외부에서 많이 보아온 전문가이기 때문에 산업보건 분야에 획기적인 변화를 이끌 것으로 기대해 본다.

제7절

아스클레피오스의 지팡이와 톱니바퀴

송한수 (조선대학교, 정보화위원장)

장사꾼의 후예?

“우리는 장사꾼이나 사기꾼의 후예인 거예요”

2017년 봄학회 이후 정보화위원회 모임에서 이고은 선생이 자조 섞인 말투로 말했다. 우리 학회에서 사용되고 있는 상징이 의학의 신, 즉 아스클레피오스의 지팡이가 아니라 에르메스의 지팡이와 유사하다고 했다. 아스클레피오스의 지팡이는 뱀이 한 마리, 에르메스의 지팡이는 뱀이 두 마리였다. 에르메스는 독수리의 날개가 달린 지팡이를 상징으로 삼았는데, 2개의 뱀이 휘감고 있는 모양이었다. 에르메스는 그리스의 신화에 나오는 도둑의 신, 상업의 신, 이승과 저승을 오고갈 수 있는 영혼의 안내자였다.

“그런데, 우리 학회만 뱀 두 마리인 것은 아니잖아요.”

“네 잘못 사용하고 있는 곳이 많죠. 그래서 몇 년 전에 대한의사협회가 상징을 뱀 한 마리로 바꿨어요.”

“이번에 홈페이지를 새로 만드는데, 어떻게 하죠? 그냥 몰랐으면 현재 로고를 그대로 사용했을 텐데, 이렇게 알아버린 마당에 굉장히 찝찝하군요.”

학회로고의 역사를 찾아서

학회 30주년을 맞아 송재철 학회장은 여러 가지 새로운 시도를 하고 있었다. 그 중에 학회 홈페이지 개편, 온라인 초록접수, 온라인 전공의 수첩 개발이 정보화위원회의 업무로 할당됐다. 자료를 찾아보니 가장 먼저 눈에 띈 것은 의사학을 전공하시는 신영전 교수의 논문 '대한의사협회 휘장의 소사 : 아스클레피오스의 지팡이와 에르메스의 지팡이'였다.

논문의 첫 문장은 이렇게 시작한다. '융(Jung)은 "하나의 상징(symbol)은 일상생활에서 친근하게 접할 수 있는 하나의 용어, 이름, 그림일 수 있지만 그것은 고식적인 의미 이상의 특별한 함의를 가진다."라고 했다'. 이 논문은 "왜 한국의 의사협회가 아스클레피오스의 지팡이가 아닌 에르메스의 지팡이를 협회의 상징으로 삼게 됐을까?"라는 질문에 답을 찾아가는 내용을 담고 있었다.

에르메스의 지팡이가 잘못 사용되기 시작한 것은 19세기부터였다고 한다. 가장 유력한 가설은 의학서적 출판사인 런던 처칠 출판사(Churchill of London)의 상징이 에르메스의 지팡이였고, 그 이후 수많은 출판사들이 이 상징을 널리 사용했다는 것이다. 미 육군 의무부대는 1902년부터 에르메스의 지팡이를 뱃지로 만들었다. 미군정기였던 1947년 조선의학협회는 휘장을 공모하여 선정했는데, 에르메스의 지팡이를 사용한 휘장으로 선정하여 사용됐다. 그 뒤로 몇 차례 개정됐으나, 에르메스 지팡이는 지속적으로 사용됐다.

대한직업환경의학회의 로고는 1988년에 만들어졌는데, 정확하게 누가 만들었는지 기록이 남아 있지 않았다. 그런데, 로고를 자세히

보면, 미 육군 의부대의 에르메스의 지팡이(카두세우스 상징)의 모양과는 약간 다르다. 비슷한 이미지를 구글에서 검색한 결과 요한 프로벤의 출판양식(the printer's device of Johann Froben)과 일치했다. 이 상징은 에르메스의 지팡이와 비슷해 보이지만, 왕관을 쓴 두 마리의 뱀이 지팡이를 감고 있고, 지팡이 위에 비둘기가 앉아 있다. 뱀은 지혜의 상징을, 비둘기는 '무해함(harmless)'를 의미한다고 한다. 일반적으로 사용되던 미 육군 의무대의 카두세우스 상징이 아니라, 요한 프로벤의 출판양식을 사용한 것은 어쩌면 우리 학회의 정신과도 맞닿아 있었다.

좌충우돌 학회로고 개발하기

학회 로고 개정작업을 누가 해야 할 지는 정해지지 않았고, 목마른 사람이 우물을 파야했다. 나는 정보화위원회에서 토의된 사항을 송재철 학회장께 전달해드렸다. 학회장은 학회 로고 개정을 예전부터 염두에 두고 있었다며 흔쾌히 시작해 보라고 했다. 그리고 김인아 총무차장을 통해 서울시노동인권센터 로고를 만든 이윤아 로고 디자이너를 소개받았다.

대한직업환경의학회에 가장 적합한 상징은 무엇일까? 디자이너에게 전달해 주어야 할 핵심 내용이었다. 먼저 기존 우리 학회의 상징을 들여 봐야 했다. 세 가지의 상징물이 있었다. 뱀과 지팡이, 톱니바퀴, 태극문양이었다. 뱀과 지팡이는 의학을 상징하고, 톱니바퀴는 산업을, 태극문양은 대한을 상징했다. 얼마나 명쾌한 상징인가? 갑자기 모든 회원이 기존 상징보다 낫다고 생각하는 새로운 상징을 과연 만들어 낼 수 있을 것인가라는 회의가 들었다.

아이디어를 얻기 위해 다른 로고들을 살펴보았다. 가장 눈에 들어온 것은 대한소아과학회의 로고였다. 뱀과 지팡이 대신 유아, 소아, 청소년의 모습을 팔을 펼친 모양으로 표현했다. 일반 국민들이 쉽고 친근하게 받아들일 수 있는 대중적인 로고였다. 미국의 직업환경의학회(ACOEM)는 우리 학회의 기존 로고와 비슷한데, 톱니바퀴가 없었다. 미국 국립산업안전보건연구원(NIOSH), 영국 안전보건청(HSE)처럼 기관의 영문약자 자체를 로고로 활용했다. 일반 대중에게도 학회를 쉽게 이해시킬 수 있고, 직업의학과 환경의학의 가치나 정체성을 표현할 수 있는 방법은 과연 가능할까?

> "아스클레피오스의 지팡이가 바늘과 실 같아요."
> "로고 모양이 알약 같아요."

첫 번째 학회로고 시안이 나왔을 때 반응이 이러했다.

상징을 만드는 것이 얼마나 큰 무게를 갖는 일인지 알 것 같았다. 상징은 구성원들이 자랑스러워해야 했고, 상징을 보면서 자신의 선택한 직업의 의미를 되새길 수 있어야 했다. 구상을 하는 사람과 그것을 표현하는 디자이너 사이의 관점의 차이를 발견하는 것도 중요한 일이었다. 이윤아 디자이너 선생은 왜 꼭 혐오스러운 뱀을 의학의 상징으로 삼으려는지 의아해했다. 이런 생각 때문에, 의학의 상징은 알약과 같은 테두리, 십자가, 보호막 같은 대중적인 상징으로 표현됐던 것이다. 나는 그 디자인도 좋았고 오래 두고 보니 다 예뻐

보였다. 그런데, 학회원을 대상으로 하는 선호도 조사에서는 뱀 상징에 대한 선호도가 높았다.

우리에게 뱀은 무엇인가?

"아스클레피오스가 제우스의 번개를 맞아 죽은 글라우코스를 치료하던 중 뱀 한 마리가 방안으로 들어왔는데 이에 깜짝 놀란 아스클레피오스가 자신의 지팡이를 휘둘러 그 뱀을 죽였다. 잠시 후 또 한 마리의 뱀이 입에 약초를 물고 들어와 죽은 뱀의 입 위에 올려놓았는데, 그러자 죽었던 뱀이 다시 살아나고, 이것을 본 아스클레피오스는 뱀이 했던 대로 그 약초를 글라우코스의 입에 갖다 대어 그를 살려내었다. 그리고 그는 존경의 의미로 자신의 지팡이를 휘감고 있는 한 마리의 뱀을 자신의 상징으로 삼았다"

아스클레피오스도 처음엔 보통사람들처럼 뱀을 무서워하거나 혐오했었던 것 같다. 그러나 뱀으로부터 사람을 살릴 수 있는 단초를 얻는다. 삶과 죽음의 경계, 위험과 두려움은 의사들이 늘 겪게 되는 경험이다. 혐오스러운 경험 속에서 삶의 의미를 또는 기술을 배운다. 그 경험의 의미가 뱀으로 상징화된 것은 아닐까?

의사들이 뱀에 대해 갖고 있는 생각과 뱀이 상징하는 의미를 전해들은 디자이너는 고심 끝에 KSOEM의 S를 뱀으로 표현하는 멋진 안을 고안해냈다. S가 Society의 약자이므로 적절했다.

우리가 서 있는 곳은?

이제 직업과 환경의 상징을 결정하는 일이 남았다. 과거의 로고는 톱니바퀴로 산업사회를 상징했다. 톱니바퀴는 국제산업보건학회(ICOH)의 휘장에도 등장하고 다른 여러 나라의 직업의학에도 등장한다. 반면 노동조합이나 공학의 상징으로도 널리 사용되었다. 톱니바퀴는 4차 산업, 서비스 산업과 같은 현대적 산업의 이미지를 보여주기엔 낡은 것으로 보일 수 있었다. 그리고 환경의학이라는 측면도 생각해야 했다. 그래서 건물과 같은 이미지, 뻗어 올라가는 나뭇가지 등의 상징을 사용해보려고 했다.

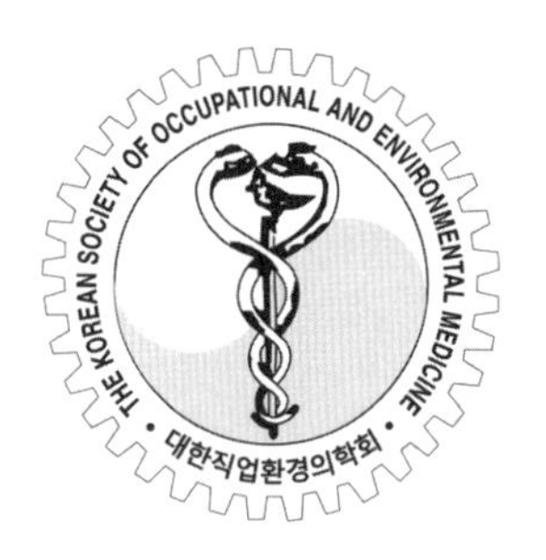

구 대한직업환경의학회 로고

답이 나오지 않았다. 문득 톱니바퀴의 의미를 생각해보게 됐다. 찰리채플린의 모던타임즈에 나오는 거대한 톱니바퀴는 비인간적인 자본주의의 상징이었다. 반면에, 정교한 톱니바퀴들이 순서대로 작동하면서 기계를 움직이는 모습은 인간의 지혜를 투명하게 보여준다. 톱니바퀴는 동력을 전달하는 가장 기본적인 부품이다. 톱니바퀴의 모양이나 작동방식도 매우 다양했다.

톱니바퀴를 한마디로 설명하면 '연결'이다. 동력의 방향을 앞뒤로, 옆으로, 수직으로 연결해 준다. 직업환경의학이 다른 여타의 임상의학과 다르게 다양한 전문 직종, 노동자와 사업주와 함께 연결되어 움직여야 함을 보여주는 것 같다. 그렇게 전통적 상징물인 톱니바퀴에 새로운 의미를 불어 넣었다. 다만 다른 단체로 오인하지 않도록, 그리고 배경이라는 의미를 살려 톱니바퀴를 절반만 음각으로 표현했다.

그 결과 최종적으로 지금의 로고가 만들어졌다. 의학의 상징인 뱀은 지팡이를 휘감으며 올라가 노동자의 건강을 감시할 것이다. 지팡이는 우리가 견지해야 할 원칙을 상징하고, 뱀의 곡선은 그 원칙을 적용할 때 유연성을 의미할 것이다. 그리고 우리는 연결성의 상징인 톱니바퀴 위에 서 있음을 기억할 것이다.

30주년을 맞이하여 우리 학회의 새로운 로고는 이렇게 만들어졌다.

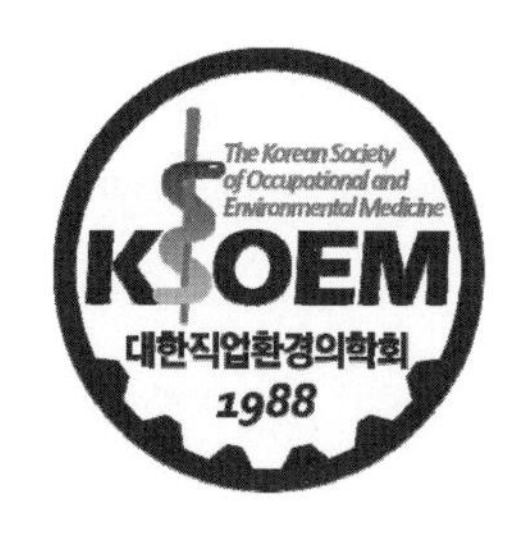

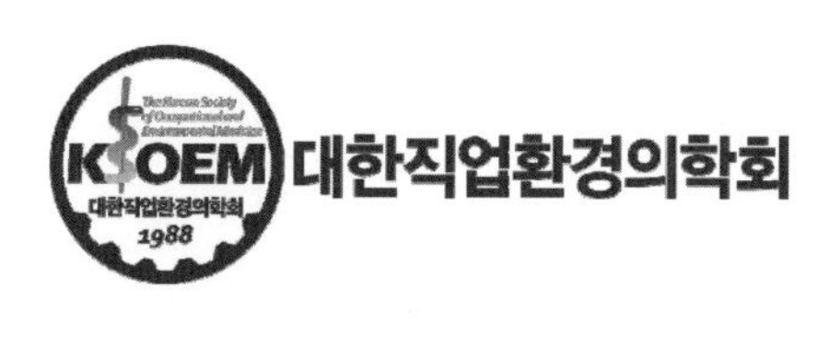

신 대한직업환경의학회 로고

제8절

산업의학전문의 발족을 옆에서 지켜보며

고광욱 (고신대학교)

2015년 노벨상 수상작으로 앵거스 디턴이 쓴 가난하고 병든 사회에서 부유하고 건강한 사회로의 '위대한 탈출'이 있다. 지난 200년간의 공중 보건의 역사를 보면 산업혁명 초기에 불결하고 위험했던 주거와 직업환경을 개선한 것은 영양 개선과 함께 대중의 건강을 크게 향상시켰고, 여성들의 신장조차 10년에 0.7센티미터씩 자라도록 한 중요한 요인이 됐다. 스웨덴 공중보건 250년사에도 이러한 현상이 잘 나타나 있다. 서구 세계가 2차 세계대전 이후 오일쇼크가 올 때까지 복지국가를 향해 영광스런 30년의 사회경제적 발전을 했던 것처럼 대한민국도 빈한한 농업국가에서 70년대 중화학 공업으로 시작한 경제 발전이 90년대 국제금융위기(IMF)사태가 올 때까지는 압축적 성장해 왔다.

의대를 졸업하고 인턴과 공중보건의사를 마치고 들어온 당시의 부산의대 예방의학교실은 거쳐 가신 선배님들의 사진이 조상님 영정처럼 교실 벽에 주르륵 걸려 있는 밑에서 연차별 2명의 예방의학 전공의 정원을 꽉 채워 좁은 교실을 복잡하게 만들 정도로 활기가 넘치던 시절이었다. 물론 겨울이면 난로 불을 피우느라 석유를 배급

받아 왔다. SPSS도 명령어로 밤새 돌아가던 데이터베이스 3+프로그램과 함께 구동하던 시절이라 교실을 나올 때는 들어올 때 구입했던 개인용 컴퓨터의 껍데기 말고는 모두가 교체된 상태였다. 새로 나온 로지스틱 리그레션이며 느리디 느린 윈도우 프로그램을 깔고 구동하는 것은 좀 사치로 여겨지던 시절이었는데, 벌써 30년 전이다.

주로 콜레라를 비롯한 감염병과 결핵, 독일차관에 의한 거제도 지역 모자보건사업 등이 주 관심사이던 교실의 역사에 70년대부터 공해병학, 환경보건, 온산병, 미나마타 병 등이 등장하기 시작했다. 80년대에는 대한산업보건협회에 관여하여 작업환경 분야가 교실 논문의 주축을 이루기 시작했다. 복사기도 없었던 시절 고생했던 고색창연한 타자기들이 전시된 문을 들어서면 차관으로 구입한 불 한번 붙이기 힘들었던 원자흡광광도기가 전공의들 손으로 돌아가던 시절이기도 했다.

80년대 졸업정원제로 200여명이 쌍안경 들고 수업을 받을 정도로 학생이 많아서 정원을 못 채우던 예방의학교실 전공의 정원마저 꽉 채우던 그 시절, 여러 명의 석박사 재학생들로 북적이던 그 시절은, 삼십여 년 대한민국의 압축적 사회경제적 성장이 결실을 맺는 반면에 원진레이온 이황화탄소중독, 문송면군의 수은중독, 고려아연 노동자의 카드뮴중독 사건 등 작업환경 관련 문제가 봇물 터지듯 터져 나오던 시절이었다. 보건행정학회지를 받아보며 하는 반송지역 지역보건사업, 대한산업보건협회를 비롯한 작업환경 관련기관들과 함께하는 산업보건사업, 역학조사 등이 한 교실에서 부대끼며 북적거리고 연구하던 시절이었다.

응급의학, 핵의학과 함께 산업(직업환경)의학 전문의 신설이라는 사회의 의제에 마침 당시 대한산업의학회장을 맡고 계시던 고 김돈균 교수, 총무를 맡았던 고 이수일 교수의 주요한 일거리는 부산대학교 의과대학 예방의학교실원 전체의 일이 됐다. 다함께 수작업으로 우편물을 발송하고 학회 개최 준비를 하고, 새로 출범한 산업(직업환경)의학 전문의 양성과정 연수교육을 전국을 돌면서 준비하고 진행하던 일이 이제는 추억이 됐다. 세월이 흘러 각자 다양한 위치에서 다양한 역할을 하고 있는 현재가 새삼 새롭게 느껴진다.

1960년대에 16개이던 의과대학이 80년대에 20여개, 90년대에 30여개를 거쳐 현재 41개에 이르러 의사수가 60년대의 10배에 이르고 각종 보건의료 인력도 분화되고 늘어났다. 미국에서 시작된 전문의 제도는 1952년에 한국에 도입되어 60년대에 10개 전문 과목 시작했는데 이제는 26개 전문 과목 성장했다. 전문의는 이제 의사면허등록자의 76.2%를 차지할 정도로 팽창했다. 경쟁이 넘쳐나던 일부 전문 과목은 시대 변화에 따라 이제 전공의 수급에 어려움을 겪고 있음에 비추어 본다면 확장일로에 있는 직업환경의학 전문 과목 신설은 시의 적절했고 성공적이었다. 사회경제적 성장의 과실을 맺던 시기에 예방의학전문의에서 분화되어 성장한 직업환경의학 전문의는 이제 30년 성년을 넘어 성숙한 장년기로 발돋움할 때라고 생각되는 바이다.

제9절

떨어질 수 없는 직업환경의학과 예방의학

이무식 (건양대학교)

계명대학교 동산의료원은 1899년 미국 북장로교에서 대구 약전골목 제일교회 근처 초가집 한 채로 제중원(濟衆院)을 개원하면서 출발했다. 이후 동산병원은 청라언덕 쪽으로 확장 운영되기에 이르러 외형적으로 성장을 거듭했다. 초기 동산병원은 문둥이 즉, 당시 상당히 유병률이 높았던 나환자를 치료 관리하고(애락원), 예방접종 등 감염병 예방관리 등에 많은 봉사를 담당했던 지역에서 외과가 유명한 최고 서양식 병원이었다.

우리나라에서 지역사회의학, 지역보건사업의 시초로 알려진 존 시블리(John Rawson Sibly, 1926-2012) 박사도 동산병원을 거쳐 갔다. 동산병원은 1980년 계명대학교와 합병해 계명대학교 동산의료원으로 변경됐다. 2018년 현재는 시내에 동산캠퍼스 병원을 일부 남겨 운영하고, 성서동 대학본부 캠퍼스에 1,033병상의 최신식 병원이 완공 단계에 있다.

필자는 동산의료원에서 인턴과정을 마치고 1991년에 예방의학교실 조교로 전공의 과정을 시작했다. 윤능기 교수가 주임교수였고 서

석권, 이종영 교수가 계셨다. 내가 입국하기 전에 경북의대에서 정년을 마치시고 이성관 교수가 잠시 계셨다가 산업보건협회 대구지부의원에 근무하고 계셨다.

윤능기 교수는 1950년 대구의학전문학교 졸업하고 1950년부터 1956년까지 한국전쟁 중에 육군 군의관(중령 예편)으로 복무하셨다. 1968-1969년에 일본 동경도 국립공중위생원 공중보건전공 과정을 수료하셨다. 1972년부터 동산병원의 공중보건과장(건강관리과장)으로 재직하던 도중 예방의학전문의(1974) 및 박사학위를 취득하시고 1981년부터 계명대학교 의과대학 예방의학교실 교수로 봉직하셨다.

동산의료원의 산업의학과는 병원 정관에 남아 있는 건강관리과 직제를 이용해 1993년에 쉽게 개설할 수 있었다. 서석권 교수가 1993년 작업환경측정반을 설치하고 산업의학과도 개설했다. 산업의학과 운영에는 이종영 교수가 관심을 가지고 연구도 산업의학분야를 했다.

산업의학과 개설에 필요한 실무는 예방의학 3년차였던 필자가 맡았다. 버스를 검진용으로 개조하기 위해 충북 옥천에 있는 특장차 전문공장과 방사선 촬영장비 설치 공장 등을 방문했다. 작업환경측정반을 담당할 산업위생기사를 추천하고 모집과정을 도왔다. 법적 규정에 맞게 산업의학과의 조직과 인력을 구성하고 시설 및 장비를 설치했다. 당시에는 작업환경측정을 지역 책임제로 구분했기 때문에 동산의료원이 맡은 대구 시내 지역을 검진차량을 타고 많이 돌아다녔다. 산업 현장을 통한 많은 학습과 수련이 이루어졌다.

레지던트 1-2년차 때에는 이성관 교수가 계시는 산업보건센터에 진료 지원을 가끔 다녀왔는데 대구 지역 3개 대학(계명대, 경북대,

영남대) 전공의들이 분담해 추진했던 걸로 기억난다.

처음 산업의학과를 개설할 때, 난 검진사업 이외에 외래 개설까지 추진했으나, 병원 측과 교수님들의 우려 속에 개설치 못했는데 수십 년이 지난 지금도 외래 진료과가 자리 잡지 못하고 있는 것이 사실이다.

레지던트를 마치고 산업의학과와 예방의학교실의 업무를 겸직하며 연구강사 과정을 이어가는 도중에 근로복지공사 창원병원의 산업의학연구소로 이직했다가 그 이듬해 군복무를 위해 입대하게 됐다. 창원병원에서의 생활은 그야말로 산업재해와 직업병과의 전쟁이었다. 중공업 현장의 실무경험을 많이 쌓게 된 것이 바로 이때였다. 당시 창원공단의 경제적 위상으로 인해 산업보건사업의 중요성도 대단했다. 창원병원 내에서 산업보건부서의 위상 또한 높아 행정지원 및 협조 등은 매우 원활했다.

군복무중인 1996년 산업의학과 전문의 제도가 신설되어 2-3차례의 연수교육과 전문의 시험을 통해 산업의학과 전문의를 취득했다. 실무경력과 논문, 연수교육 등으로 시험 칠 자격이 부여됐다. 이때가 육군본부 의무감실에서 힘든 군의관 생활을 하던 때라 연수교육과 시험 준비를 하는 것은 고역이었다. 이 때 공군본부에 한양대병원 이수진 교수가 군의관으로 근무하고 있어서 저녁과 주말 등에 함께 공부했는데 많은 지도와 배려가 있었으며 이후에도 늘 감사하게 생각한다.

39개월간의 군복무를 마치고 전역하던 해에 IMF 국가 경제위기 시대가 도래했다. 모교인 동산의료원에 다시 연구강사를 하고 있었는데 병원에서 의사 신규채용이 금지되어 건양대학교 의과대학으로 옮겼다. 모교인 계명대학교 동산의료원 직업환경의학과에서는 군복무 이후 이충원, 신동훈, 이미영, 정인성, 양선희 교수 등과 잠시 함께 했는데 이때가 가장 아쉽고 그리워지는 시기이다. 이후 20년 동안을 건양대학교 예방의학교실 교수로 지냈다.

2016년 병원에서 갑자기 직업환경의학과를 개설해서 운영해 달라는 요청이 들어왔다. 물론 20여 년 전 병원의 개원 초기 직업환경의학과를 개설 여부의 타당성에 대한 수차례의 논의는 있었지만 의과대학의 예방의학교실을 구축하는데 우선순위가 높았고, 대학원 운영 등이 시급해서 추후 과제로 미뤘던 일이 있었다. 그런데 2016년에 야간작업 특수건강진단 제도가 도입되어 대다수 병원 직원들이 대상이 되는데, 특수건강진단을 하지 않으면 병원은 물로 지역사회도 어려움을 겪으니 작업환경의학과를 맡아달라는 것이었다. 이렇게 개설된 직업환경의학과에서 2018년 현재 일주일에 1-2회의 원내 진료를 하고 있다. 전공의 때 관여했던 직업환경의학과의 인연은 아직 계속되고 있다. 이제는 다시 직업환경의학 연수교육이나 인증평가도 받아야하고, 예방의학 교육과 연구사업도 이어가야 하니 참으로 끈질긴 인연 그 자체이다.

직업환경의학 실무를 3년째 다시 해보니 업무의 영역과 내용은 많이 늘었으나 20-30년 전의 업무처리 환경과 업무의 한계가 그대로 계속되고 있는 것 같아 많이 아쉽지만, 젊은 직업환경의학과 전문들의 열의와 노력이 돋보여 마음은 든든하기 그지없다.

어려운 환경에서 일하는 근로자와 함께 하며

제1절

동쪽 끝에서 새로운 길을 찾아나가다

송재석 (가톨릭관동대학교)

필자는 연세대학교에서 예방의학 전문의로 수련을 받은 후 1996년에 경과규정에 의해서 산업의학전문의 자격증을 받았다. 박사학위 논문 제목은 산업보건사업의 비용-효과 분석이었다. 예방의학으로 시작했지만 필자도 모르는 사이에 산업보건관리가 내 주 전공이 된 것이다.

전공의 수련기간보다 더 긴 4년간의 연구강사 시절을 보내고 결국 강릉에 있는 관동대로 와서 교수생활을 시작했다. 강릉에 와서 보니 내가 잘 할 수 있다고 생각하던 산업보건관리를 하기에는 자료 접근이 너무 어려웠다. 주변에 그럴듯한 사업장도 없었다. 내가 할 수 있는 일이 없었다. 더욱이 신생 의과대학이라서 산업보건을 할 수 있는 아무런 기반도 없었다.

일 년 인가를 아무 것도 안 하다가 뭔가를 해볼까 하고 무작정 동네를 헤매고 다녔다. 그러다가 발견한 것이 강릉은 산업은 없지만 1차 산업은 많다는 것이었다. 강릉은 농업도시였던 것이다. 물론 어업도 있고 임업도 있었다. 그러나 그 당시까지는 산업의학의 범주에 농업이니 임업, 어업은 존재하지 않았다. 그 이유는 첫 번째. 농업인이나 어업인들은 전통적인 범주의 노동자가 아니었다. 대부분 자영농이기 때문이다. 두 번째, 위험인자 노출을 평가하기 위한 접근방법이 전통적인 산업의학적 개념과는 많이 달랐고, 이는 산업의학을 하던 사람에게는 익숙하지 않았던 것이다. 세 번째. 장비와 인력이 풍부한 수도권 의과대학에서 접근하기에 거리가 멀었기 때문으로 생각했다.

아무런 기반이 없지만 내가 혼자 할 수 있는 것으로 1차 산업에 관심을 두기 시작했다. 학회 내에서도 산업의학(industrial medicine)에서 직업의학(occupational medicine)으로 방향을 확대해야 한다는 움직임도 있었다.

연구를 하자니 혼자 할 수는 없었다. 전공의는 물론 대학원생도 없었다. 확보된 연구비가 있어서 제대로 인건비를 주고 연구원을 고용할 수 있는 상황도 아니었다.

이때부터 무모하다 싶은 짓을 하기 시작했다. 일단 보건관리대행기관을 만들었다. 간호사 둘과 위생사 둘이 필요했다. 다행히 간호사는 간호학과 교수 이름을 빌렸고, 다른 아는 간호사의 도움을 받았다. 위생사도 한 명은 처음에는 무급으로 도와주기로 했지만, 다른 한 명의 인건비를 마련해야 했다. 처음엔 대출을 받아 해결해야 할 정도로 힘들었다. 처음 7개의 사업장으로 보건관리대행을 시작했다. 월급날 전날이 되면 잠이 오지 않았다. 이러한 절박함 때문에 외부 연구비 수주에 눈을 돌렸다.

농업을 연구하기로 생각을 하고, 분석을 잘 하는 위생사가 있으니 필자는 농약이라는 유해인자에 대해 관심을 두기 시작했다. 정말 신기하게도 우리나라에서 농약에 대한 관심은 많고, 농약을 연구하는 연구자도 많은데, 농약과 건강에 대한 연구를 하는 연구자는 많지 않았다. 당시 한참 유행처럼 돌았던 근골격계질환이나 스트레스는 필자가 참여해서 아무리 열심히 해도 2등이었다. 남들이 하지 않지만 중요한 것을 하고 싶었다. 그래서 농약 노출 평가, 그것도 생물학적 모니터링을 이용한 농약 노출 평가를 하기 시작했고 그것을 세부 전공으로 삼았다. 물론 산업보건관리에 대한 것들도 기회만 주어지면 연구를 진행했고, 동시에 지역 내에서 일어나는 환경성 문제에도 개입을 했다. 어쩌면 연구원들 인건비를 주기 위한 연구라고 할 수도 있었지만, 나름의 전공과 지역의 문제를 외면하기 어려웠기 때문이었다.

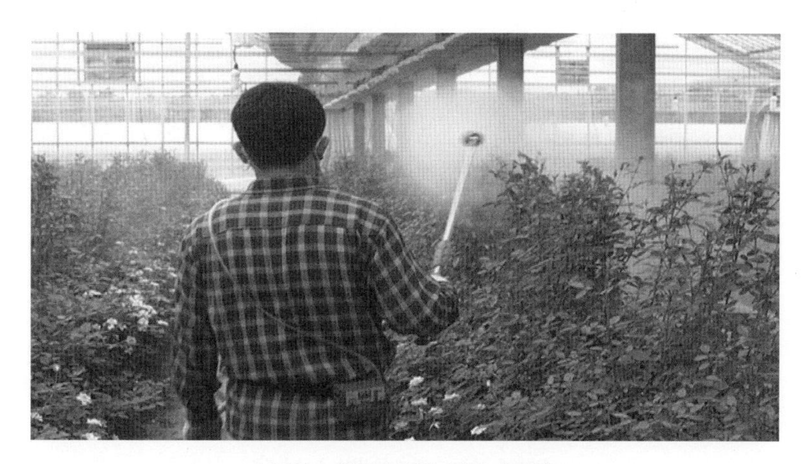

농민의 농약살포 장면 (제공 송재석)

이제는 보건관리대행도 자립을 할 수 있을 정도로 사업장수가 많아졌다. 농약에 대한 연구도 나름 꽤 많이 진행을 했고, 살균제에서 기존에 보고되지 않았던 독성을 발견하기도 했다.

이제는 우리 학회도 젊은 연구자들이 많이 배출되고 있다. 검진기관에 취직을 하거나, 아니면 학교에서 새로운 연구를 하는 경우도 많다. 기회가 되면 필자는 후배들한테 이런 부탁을 하고 싶었다.

현실에 안주하지 말 것. 우리가 해야 할 것들은 너무나 많다는 것. 그리고 유행을 너무 쫓아가지 말라는 것. 다른 사람이 하는 것을 따라가면 어차피 1등은 되지 못한다. 남들이 하지 않는, 그리고 내가 노력을 하면 할 수 있는 것을 하는 것이 더욱 중요하다. 그리고 이미 연구가 되어 있을 것이라고 생각하더라도 조금만 더 조사해보면 아직 할 수 있는, 아니 해야만 하는 연구는 많다. 특히 직업환경의학의 근본이라고 할 수 있는 독성학에 대한 연구가 부족하다고 생각이 든다. 그러나 힘들고 어렵다고 안 할 수는 없다. 그것이 어쩌면 우리가 선택한 길이 아니겠는가.

제2절

취약 계층을 향해 달려온 직업환경의학

김규성 (서울대학교 보건대학원 전공의)

사회역학의 사전적 정의는 '역학의 법칙을 사회 분석에 응용한 학문'으로, '집단 상호 간의 힘의 관계에 기초하여 사회 현상을 밝히는 방법을 취한다(출처: 국립국어원 표준국어대사전).' 실제 질병역학으로서의 사회역학은 개인의 경제적, 사회적 지위나 특성이 그 사람의 건강행태와 질병에 영향을 미친다는 가설에서 출발한다. 더 나아가 사회 전반에 퍼진 구조적 문제나 특정 집단이 공통적으로 겪는 사회적 어려움이 개인의 건강에 악영향을 끼칠 수 있다는 관점으로 접근한다.

사회역학이 질병역학의 한 영역으로 인정받은 것이 비교적 최근의 일이다. 전 세계적으로 인권에 대한 관심이 커지면서 경제·사회적 특성이 건강에 미치는 영향을 연구하는 풍토가 마련된 것이다. 그러나 사회역학이 학문적으로 정립되기 이전부터 직업환경의학은, 지난 30년의 산업보건 발달과정에서, 취약 계층의 경제사회적 특성이 그들의 질병과 건강에 미치는 영향에 관심을 기울여왔다.

1988년 소년 노동자 문송면의 수은 중독 사건과 원진 레이온의 이황화탄소 중독 사건은 한국에 산업의학이 필요함을 일깨워 줬다. 당시에는 직업병이라는 개념 자체가 생소하던 시기라, 노동 환경에서 발생한 유해물질에 의한 독성 영향 자체가 사람들의 관심을 끌었다. 그러나 유해물질에 의해 발생한 독성 영향을 해결하는 과정에서 미성년 노동자나 특정 직능의 노동자들이 원인 물질에 노출될 수밖에 없었던 경제·사회적 문제를 고려하지 않을 수 없었다. 당시 대표적인 사회취약계층이었던 노동자들의 건강을 보호하고 직업성 질환을 진단하고 치료하는 임상 전문과목이 절실히 필요해졌다. 이것이 산업의학, 즉 오늘날의 직업환경의학이라는 전문 과목 근본적인 탄생 배경이다.

시간이 지나면서 직업환경의학이 바라보는 취약 계층의 범위는 점차 세분화됐다.

초기에는 새롭게 발견된 물리, 화학적 요인에 의한 독성 영향에 보다 주목했으며 한 인간으로서 노동자에 대한 세심한 접근은 부족했다. 그러던 중 1990년대 후반 IMF 사태를 겪으면서, 한국의 노동시장은 비정규직 노동자 수가 증가하는 현상을 마주치게 됐다. 고용불안으로 인한 경쟁적인 노동시장 분위기와 비정규직 노동자의 취약한 고용관계 때문에, 개인으로서 노동자는 증가한 노동 강도에도 불평 없이 일할 수밖에 없었고, 질병의 고통을 호소할 수도 없었다. 개인별 취약성에 대한 반작용은 2000년대 초 근골격계질환 '집단요양투쟁'으로 나타났다. 근골격계질환 집단요양투쟁은 노동조합이나 노동자 단체가 근골격계질환을 가진 개인 노동자를 규합하여 단체로 요양신청을 하게 한 일종의 집단투쟁이었다. 한 개인의 힘으로 이루기 어려운 상황을 노동계가 '집단요양신청'이라는 단체 행동을 통해 권리를 쟁취해 나간 것이다.

노동자 집단 내에서도 비정규직과 같은 더 취약한 계층의 문제가 사회적 의제로 떠올랐다. 과거 업종이나 사용물질 별로 직업병이 다르게 발현되었던 현상을 벗어나, 동일한 노동을 하더라도 고용지위에 따라 건강 영향이 차이가 날 수 있게 된 것이다. 노동자 내에서도 더 취약한 계층이 생긴 것이다.

한국의 자살률은 IMF이후에 크게 증가했는데, 노동의 관점에서는 비정규직 증가가 연관이 있는 것으로 알려지고 있다. 쌍용자동차 사태에 대한 연구를 보면 고용불안이나 실직 경험이 건강 특히 정신건강에 악영향을 줄 수 있는 것으로 나타난다. 이처럼 비정규직에 대한 차별이 근로자의 건강에 주요 결정인자로 파악되면서, 직업환경의학은 근로자가 지니는 고용상의 지위를 '치료 또는 관리'해야 할 요인으로 고민하게 됐다. 2000년대 중반에 고용관계 또는 조직 내 갈등에 의한 공황장애가 나타남에 따라 직무스트레스라는 개념이 더욱 중요해 졌다. 노동현장에서 일상화됐던 상사의 권위적인 행위에 대해 노동자의 고통이 정신질환으로 표출된 것이다.

2000년대에 이르러 이주노동자의 숫자가 증가하고 이들에 대한 차별이 문제로 떠올랐다. 오랜 세월동안 한국 사회에 만연한 여성에 대한 차별에 대한 저항도 나타났다. 직업환경의학은 비정규직 노동자뿐만 아니라 이주노동자와 여성노동자와 같은 사회적 약자에 대한 차별과 건강문제에 주목하게 됐다.

2005년 발생한 태국 미등록(불법취업) 이주노동자의 노말 헥산

중독은 이주노동자 산업보건에 대한 우리 사회의 관심을 높이는 계기가 됐다. 이 사건은 특수건강진단 등 산업보건서비스에서 소외됐던 미등록 이주노동자에게도 한국인과 똑같은 서비스가 제공되는 계기가 됐다.

2018년 미투운동이 촉발한 성희롱, 성폭력에 대한 저항과 성평등에 대한 열망은 노동계에도 유효하게 작용하고 있으며 직업환경의학 학계에 여성 노동자의 성적 평등에 대한 관심을 증가시켰다. 2000년 이후 근무 중 성희롱 등에 대한 산재인정 사례가 증가하고 있으며 2018년에는 직장 내 발생하는 성희롱, 성폭력을 업무상 재해의 한 유형으로 규정하는 법안이 국회에서 발의됐다.

특정 업무에 종사하는 근로자가 겪는 물리적, 언어적 폭력 또한 직업환경의학이 예방해야 할 주요 대상으로 떠올랐다. 2017년 한 이동통신사에서 발생한 콜센터 직원의 자살은, '감정노동자'의 정신적 스트레스의 심각성을 보여줬다. 같은 해 우체국 집배원의 자살 또한 사회적 문제로 떠올랐다. 일반적으로 감정노동이란 자신의 감정을 숨기고 고객을 응대해야 하는 업무를 말한다. 이는 고객과의 감정적 마찰이 주요인이지만 직장 내 억압된 조직문화가 촉발시키는 면도 있다. 감정노동에 의한 재해를 예방하기 위해 사업주의 의무를 강화한 산업안전보건법 개정안, 이른바 감정노동자보호법은 2018년 국회를 통과했으며, 같은 해 10월부터 시행될 예정이다.

사회적 약자로서 노인과 미성년 등 연령에 따른 취약계층의 노동문제는 직업환경의학의 앞으로 풀어야 나가야 할 주요 관심 의제다.

급격한 고령화에 따라 직업환경의학이 맞닥치는 노동자 중에서 고령자가 급격하게 증가하고 있다. 고령자는 신체 특성상 직업적 위험에 취약하다. 비정규직 청소 노동자의 건강문제처럼 고용관계와 맞물리면 그 위험은 배가된다. 고령의 비정규직 청소 노동자들은 고용을 유지하기 위해 종종 자신의 질병을 숨기는 경향이 있으며, 이로 인해 고령 노동자의 고용 안정성은 그들의 건강 문제에 주요한 위험인자로서 작용을 해왔다. 2010년대 대학가를 중심으로 한 비정규직 청소 노동자들의 정규직 전환 운동은 고용 불안이라는 위험인자를 제거하는 측면에 어느 정도 일조한 바 있다. 그러나 다양한 분야에서 고령 근로자에 대한 건강 문제의 개선 노력은 여전히 풀어야 할 과제다.

고령 근로자와 더불어 미성년 노동자 역시 직업 건강의 사각지대에 있다. 각종 규제에도 불구하고, 미성년 노동자는 편의점, PC방 아르바이트 등을 통해 여전히 불법 야간근로의 위험에 놓여 있다. 이 과정에서 담배, 술 등 미성년이 허락되지 않는 여러 가지 건강 유해 인자들에 노출되어 있으며, 실제 이들의 건강을 관리하거나 직업병을 선별할 수 있는 안전장치가 마련되어 있지 않다. 연령에 따른 취약계층은 사회에서 소수이거나, 연령 변화에 따른 일시적인 계층으로 치부되는 경향이 있어, 그들의 건강 문제에 대한 각별한 관심과 노력이 더욱 필요하다.

사회역학은 직업의학의 영역을 넘어 환경의학에도 중요성이 커졌다.

환경의학은 몇 가지 주요 사건을 거치면서 질병 자체뿐 만아니라 정보의 불평등 등 사회구조적 문제를 해결하기 위해 노력해 왔다.

일반 시민들의 환경성 질환에 대한 인식도 점차 바뀌어 왔다. 1985년 울산시 국가온산공단 내의 주민들에게서 이따이이따이 병과 유사한 중금속 오염 문제가 제기됐으나 당시에 명확한 결론을 내지는 못했다. 1991년 파이프가 파열되면서 누출되어 낙동강 상수원을 오염시킨 대구 페놀사건은 환경문제에 대한 시민의 관심을 높였고, 환경성 범죄를 무겁게 처벌하는 특별조치법 제정의 계기가 됐다. 2011년, '가습기 살균제 피해 사건'은 정보의 불평등과 불균형이 낳은, 사회적 취약계층이 집단적으로 겪은 참사였다. 가습기 살균제 피해 사건을 통해, 환경성 질환에 대한 책임이 개인적 차원을 넘어 사회적 규제와 점검 시스템 구축과 환경성 질환에 대한 보상 근거를 마련한 계기가 됐다.

직업환경의학은 지난 30년의 역사를 거치며, 질병의 생물학적 요인뿐만 아니라 사회 구조적 문제를 진단하고 치료하는데 기여해 왔다. 질병의 원인으로 과거처럼 작업 환경에서 노출되는 물질의 독성을 밝혀내는 수준을 넘어, 눈에 보이지 않거나 틀에 맞춰 규정하기 어려운 사회적 문제가 질병의 원인이 될 수 있다는 것을 학문적으로 증명해 온 것이다.

특히 노동자의 건강 문제를 해결하는 과정에서 더욱 구체적이고 세분화된 취약계층에 접근하는 노력을 기울여 왔으며, 환경성 질환에 대한 국민들의 정보 불균형 문제를 해소하고 올바른 학문적 근거를 제공하기 위해 오랜 시간 노력해 왔다. 앞으로도 직업환경의학이 노동자와 시민의 건강을 위해 질병, 사회를 함께 연구하는 전인적 전문과목으로서 꾸준히 발전해 나갈 수 있길 기대해 본다.

CHAPTER 03

제도가 근로자의 건강을 보호하다

제1절

산업보건 활동의 토양을 만들다

이경남 (전 고용노동부)

필자는 산업의학회가 창립되던 1988년 전후에 노동부에서 보건사무관으로 산업보건업무를 담당하고 있었다. 집필 의뢰를 받았지만 오래전 일이라 기억도 희미해졌고 상세한 내용은 대한산업보건협회 30년사에 수록되어 있어 참고할 수 있으므로 집필 수락을 주저했다. 하지만 산업보건의 주요 제도인 특수건강진단, 작업환경측정 그리고 보건관리대행이 모두 1980년대에 시작되거나 새로운 틀을 갖추게 됐고 이것은 현재 직업환경의학회 회원의 활동에 근간이 된 사업이므로 이들 세 가지 제도 운영에 대해 당시에 실무를 맡았던 기억을 살려 간략하게 살펴보고자 한다.

먼저 특수건강진단제도에 관해서이다.

특수건강진단을 1972년부터 실시하여 10여 년간 순기능적인 면에서 큰 성과를 나타내기도 했으나 소규모 사업자의 검진 누락, 과다한 수가 경쟁, 직업병 유소견자 진단 저조 등의 문제도 적지 않았다. 이러한 배경에서 1981년에 새로 제정된 산업안전보건법령에서는 특수건강진단 대상 유해인자를 늘리고, 1,2차 검사 항목을 정하는 등의 제도를 보완하는 외에 특수건강진단 기관은 노동부 장관의 지정을 받도록 했다.

이어 1983년 1월 1일에 제정된 근로자 건강진단 실시규정(예규)에 따라 특수건강진단이 시작됐다. 특이한 사항은 기관을 지정할 때 검진 지역을 배정해 주고 해당 지역의 5명 이상 특수건강진단 대상 사업장에 대해 책임검진을 실시하도록 한 것이다. 이에 따라 1983년에 특수건강진단 기관으로 지정된 의료기관은 24개소였다.

이 밖에도 지정기관은 특수건강진단기술협의회(특기협)에 가입하고 그 운영에 협조하여 특수건강진단 방법의 연구개선과 회원기관 상호간의 기술 교류 등 자율적 운영을 도모하도록 했다. 특수건강진단 기관을 회원으로 구성된 특기협은 1차 회의에서 대한산업보건협회 조규상 회장을 초대 회장으로 선출했다. 조규상 회장은 3년 임기 동안은 물론 그 이후에도 특기협의 구성원들과 함께 특수건강진단 제도 운영의 구심점이 됐다.

이후 특수건강진단 지정기관은 매년 7~8개소씩 증가되어 1990년에는 50여개 소에 이르렀다. 지역책임제는 신규기관에 대한 진입 규제가 되어 1996에 폐지됐다.

또 한 가지 기억에 남는 것은 특수건강진단 의료기관을 지정할 때 대한산업보건협회의 의원급 산업보건센터를 의과대학의 부속연구소와 같은 수준의 우선순위를 부여했다는 이유로 감사원 감사에서 시정명령과 함께 필자가 경고 처분을 받은 것이다.

다음은 작업환경측정제도에 관해서이다.

산업안전보건법에 처음 도입된 작업환경측정제도는 법의 목적에 명시된 쾌적한 작업환경 조성을 이루는 중요한 수단으로써 사업주가 자체적으로 측정 계획을 세워 정기적으로 측정하고 그 결과는 기록해 두도록 했다. 이는 일본 노동안전위생법상의 작업환경측정제도를 바탕으로 한데서 비롯됐다.

따라서 작업환경측정의 주요 대상이 유해 작업장이 되고 측정은 단위 작업 장소에 대한 지역시료 채취를 기본으로 하여 가스검지기 등 직독식 장비에 의한 간이측정도 허용이 됐다. 그러나 1980년대 중반부터 다양한 유해요인에 의한 급·만성 중독자가 발생하고 유해부서 판정에 대한 노·사 간의 견해차가 생기는 등의 문제가 나타났다.

부득이 허용농도 설정 대상 유해인자의 종류를 늘리고 측정 방법에도 개인노출량 평가 방법을 보완하게 됐다. 아울러 1988년도에 미국산업위생전문가협의회 (ACGIH)에서 채택한 노출기준 (TLVs)을 바탕으로 설정한 690여종의 유해 요인에 대한 노출기준과 측정방법을, 상위법에 위임 근거는 없었지만, 노동부 고시로 제정하여 권고기준으로 활용하게 했다.

끝으로 보건관리대행 제도에 관해서이다.

보건관리대행제도는 마산 수출자유지역의 집단보건관리가 성공적으로 운영되면서 이를 모델로 하여 1986년에 산업안전보건법 시행령에 근거를 마련하고 1987년에 예규로 정한 지침에 따라 시행했다.

지역별 보건관리대행을 공단지역이나 사업장 밀집 지역을 대상으로 했다. 지정기관의 인력시설 기준은 특수건강진단과 작업환경측정기관의 것을 모두 합한 수준으로 하여 이들 기관보다 상위의 지위를 갖도록 했다.

업종별 보건관리대행은 축전지 제조 등 납을 다량 사용하는 사업장에서 매년 같은 근로자가 반복적으로 납중독 유소견자(D_1)로 진단되는 현상을 개선하기 위해 착안했다. 납이나 수은 등을 다량으로 취급하는 사업장의 보건관리는 해당 분야의 전문연구가 가능한 보건관리대행기관에 보건관리자의 직무 이행을 위탁할 수 있게 했다. 납은 순천향의과대학 산업의학연구소(소장 이병국)에서, 수은은 고려대학교 의과대학 환경의학연구소(소장 차철환)에서 업종별 보건관리대행을 지정을 받아 수행했다.

보건관리대행 제도는 1990년 산업안전보건법 개정에 반영되어 오늘의 형태를 갖췄다.

제2절

되돌아보는 1991년의 직업병 예방 종합대책

김윤배* (전 고용노동부 산업안전보건국장)

대책의 배경

1991년의 원진 레이온 직업병 사건은 60년대 이래 우리가 추구해 오던 경제 발전 전략의 부산물로 본격적으로 나타난 문제의 하나였다.[9] 당시로서는 직업병 문제가 발생하면 사회적인 분위기에 좌고우면(左雇右眄)하면서 그때그때 즉응(卽應)하는 실정이었다. 근로자와 기업주의 문제의식이 얕았으며, 전문 인력도 태부족이었고, 관련 분야에 대한 연구도 빈약한 실정이었으며, 의료 장비의 낙후도 정도가 심했다.

정부에서도 그제야 문제의 심각성에 눈을 뜨고, <원진 레이온 직업병 사건>에 국한해서가 아니라 원천적인 대책이 긴요하다는 문제

---

* 이 글은 2002년 7월 산업안전보건연구원의 '직업병예방종합대책 10년'이란 주제의 세미나에서 김윤배 실장이 발표한 자료를 축약해 저자의 감수를 받아 게재한 글이다. 저자는 당시 산업보건과에 근무한 사무관으로 2009~10년에 산업안전보건국장을 역임했다.

9) 중고 원진레이온의 방사기(紡絲機)를 도입했던 일본 교토의 도레이사를 방문했는데, 기계를 모두 조정실에서 원격 조종하는 자동화 설비를 가동하고 있었다. 당시 주한 일본 노무관 엔도 마사히토(遠藤雅仁)에게 그런 기술을 가르쳐주어야 할 것 아니냐고 농담 같이 말했더니, "그것을 어떻게 개발한 것인데 전수해 주느냐"는 답을 들었다. 그 후 민간단체가 그 회사를 방문했는데, 회사 정문도 통과시켜 주지 않았다는 말을 들었다.

인식을 가지고 직업병 예방종합대책을 수립해 추진했다.[10] 1991년 5월 학계·의료계 및 정부관계자 20여명으로 직업병예방대책기획추진단을 구성하고, 6월 <직업병예방종합대책>을 수립해 7월초 산업안전보건정책심의위원회에서 의결했다.[11]

대책의 기본적 바탕은 그대로 두면 직업병 문제는 앞으로 그야말로 걷잡을 수 없이 확산될 가능성이 크다는 것이었다. 중화학공업의 발달에 따라 새로운 화학물질의 사용이 증가하게 됐지만 다수의 근로자들은 유해요인들로부터 충분히 보호되지 못했다. 질병의 양상도 광업의 진폐증과 소음성 난청에서 제조업의 진폐증이나 중금속중독과 유기용제중독으로 다양화되고 있었다. 작업과 질병 발생과의 뚜렷한 인과관계가 과학적으로 제시되지 못하고 있는 신종 직업병의 경우도 많아 이에 대한 대책도 시급했다.[12]

대책의 방향과 목표

직업병 대책은 사전 예방에 기본적인 목표를 두었다. 사업주가 자발적으로 예방 활동을 하는 방향으로 설계했다. 작업환경개선과 유해물질 관리방법 등을 개발하고 연구를 촉진하며 전문 인력을 양성

---

10) 당시 노동 장관(최병렬)의 인식은 직업병 문제에 대해 대책이나 기반이 없는 실정이니, 불모지를 개척하는 심정으로 문제에 대응해야 한다는 것이었다. 사태의 심각성을 인지한 장관은, 공무원 인사원칙에 구애 없이, 담당과(산업보건과)에 노동부 내의 최고의 인력을 인선해 배치하도록 했다.

11) 직업병예방종합대책은 예산반영관계로 실질적으론 1992년부터 시행됐다.

12) 당시 거론된 신종 직업병을 보면, 운수업종사자의 발목 및 어깨 신경염, 컴퓨터 단말기 작업자의 VDT 증후군, 경견완증후군, 하지정맥류, 손목터널증후군 따위다.

하는 체계를 구축했다. 직업병이 발생한 후에는 신속하고 공정한 판정과 치료를 받을 수 있도록 제도를 보완했다.

사업장 보건관리체계를 다시 정립하였다. 근로자 보건관리를 외부의료기관에 의한 2차적 건강관리체계에서 사업장내 자체 보건관리자 중심체계로 전환하고자 했다. 보건관리자의 직무와 역할을 구체적으로 명시하고 산업안전보건위원회를 활성화시켰다. 채용 시 건강진단을 실시해 배치기준으로 사용하고 향후 직업병 여부 판정에도 도움이 되도록 했다. 특수검진대상자의 구체적인 범위를 명확히 정하고, 명단을 지방노동관서에 사전에 신고하게 해 누락을 방지했다. 일률적으로 연 2회 실시되던 특수검진을 작업환경의 유해・위험 정도, 직업병 발생여부 등에 따라 차등을 뒀다.[13] 진단기관마다 건강진단 결과가 상이하게 나타나는 것을 예방하기 위해 의료기관에 대한 정도관리(精度管理)를 실시했다.[14]

건강진단기관 선정을 사업주 결정방식에서 노사 협의결정 방식으로 변경했고, 관할 행정 구역 외의 의료기관에서도 실시할 수 있도록 했다. 건강진단결과의 통보방식을 사업주를 통해 전달하지 않고 직접 통보하는 방식으로 변경했다. 직업병 유소견자는 작업 전환, 근로시간단축 등의 조치를 반드시 취하도록 하고 유해위험작업은 연장근로를 불허했다. 발암성 물질 취급자는 퇴직 후에도 건강관리를 받을 수 있도록 건강관리수첩을 발급했다.[15]

---

13) 필요한 유해인자의 경우에는 치과 및 구강 검진을 포함시켰다.

14) 의료기관 및 작업환경측정기관에 대한 정도관리는 자율 정도관리를 지향했다. 즉, 정도관리의 결과를 정보로서 당해 기관에 통보해 시정의 계기로 삼게 하고, 고객(기업 및 근로자)에게 전파해 기관의 선정에 참고하게 하자는 취지였다. 정도관리의 결과를 불이익부과의 근거로 삼자는 아이디어는 배척됐다.

15) 그 동안 이름만 존재하던 건강관리수첩이 1992년에 처음으로 발급됐다.

석면 등의 유해물질에 대해 제조·사용 허가제를 실시했고, 신규 화학물질에 대한 유해성심사 제도를 실시했다. 유해물질은 특별 관리하고, 도급허가기준을 제정했다. 국소배기시설 등 작업환경설비의 표준모델을 개발했고, 작업환경시설 전문 업체의 등록제를 실시했다. 유해물질을 취급하는 사업장은 주기적으로 검검하고 매 5년마다 작업환경실태센서스를 실시하도록 했다. 측정기관에 대한 정도관리를 실시했고 작업환경측정을 할 때는 반드시 근로자대표가 참여하게 했다. 사업장 자체측정은 직독식(直讀式) 위주로 하고 정밀 측정은 외부 전문기관에 의뢰하도록 했다.

직업병의 공정한 판정을 위해 <업무상재해 인정기준>을 개정해 업무상 질병인정 요건을 완화했다. 직업병 최종판정이 지역 내에서 가능하도록 지방노동청별로 <직업병 판정 심의위원회>를 설치 운영하도록 하고, 그래도 어려운 경우에는 산업보건연구원에 의뢰하는 시스템을 갖췄다.[16] 직업병 진찰기간을 단축하기 위해 특수건강진단 결과만으로 직업병이 확정되면 관련 특별진찰을 생략했다.[17] 사업주가 요양신청서에 확인 날인을 거부할 때에는 지방노동관서의 장(지금은 근로복지공단)이 직권으로 조사하여 인정할 수 있도록 했다.[18]

산업안전보건연구원의 보건 부문과 직업병연구소를 통합 확대해 1992년에 산업보건연구원(産業保健研究院)을 설립했다.[19] 대대적인

---

16) 근로복지공단 지역본부에 설치되어 있는 <질판위(업무상질병 판정위원회)>와 산업안전보건공단 직업병연구센터에서 실시하는 업무상질병 역학조사의 기원이 여기에 있다.

17) 이는 실제로 이행되지는 못했다.

18) 사업주 확인을 거절하는 사례가 많아 만든 것인데, 제대로 작동하지 않고 있다는 말을 많이 들어 씁쓸했다. (2018년 사업주 확인제도를 없애버렸는데 이는 사려 깊지 못한 정책이다.)

19) 산업보건연구원을 설립하는 문제에 대해 산업안전공단과 산업보건협회에서는 반대가 적지 않았다. 안전공단은 산보연이 설립되면 공단이 의료 영역에 자신이 없다는 이유

규모의 연구용역사업을 발주해 연구 분위기를 북돋웠다. 산업의학을 전공으로 유학을 가는 의료 인력에게 파격적인 대우로 유학경비를 지원했다.[20] 산업간호사를 양성하고, 산업의학전문의 과정을 신설하고자 동분서주했다.[21] 직업병의 진단과 치료를 위한 의료장비를 구입하는 경우 정부가 3분의 1을 무상으로 지원했다. 당시 기반의 확충에 큰 도움을 준 것이 '한일 직업병 예방 공동사업'이었다. 일본과 한국 노동부 사이에 5개년(1992~1997)에 걸친 전문가 교류 연수, 자문관 파견, 장비 도입 등 약 1,000만 불 상당의 지원 프로그램이었다. 한국 측 실시기관은 산업안전공단, 산업보건협회, 순천향대학이었다.[22] 대학에 산업위생학과를 증설하고 산업위생을 전공한 사람이 보건관리자로 채용되는 폭을 확장했다. 산업안전보건감독관을 증원하며(약 200명), 산업안전공단 내 산업보건 조직과 인력도 확충했다.[23]

및 공단은 작업환경관리를 우선으로 해야 한다는 이유에서 적극적인 반대 의견을, 보건협회는 이미 건강진단 등 의료 영역에서는 협회가 담당하고 있는데 새로운 정부 산하기관을 신설하는 것은 적절치 않다는 이유에서 소극적인 반대 의견을 개진했다. 그러나 권위 있는 산업보건기관이 필요하다는 설득으로 산보연의 설립을 보았다. 초대 원장은 정규철 박사를 영입했다.

20) 이는 나의 아이디어였는데, 필자의 소신과 설득으로 지원규모를 풀브라이트 장학금보다 많은 액수로 책정했다. 이는 "선택과 집중"이라는 전략 하에 오로지 우수한 의료 인력으로 하여금 해외의 선진 산업의학을 배워오게 하자는 것이었다. 그러나 후에 위생, 안전, 간호로, 그리고 국내 교육 기관에서 공부하는 경우에도 지원하는 것으로 변질되어 도입의 취지가 흐려졌다.

21) 산업의학전문의 제도를 만들고자 하면, 보건사회부 소관의 <전문의의 수련 및 자격인정 등에 관한 규정>을 개정해야 하는 사항이었는데, 의료계의 반대가 거셌으며(의협의 '전문의제도 공청회'에서 서울대 조수헌 교수가 외롭게 필요성을 역설했다), 노동부에서는 보사부가 당시 도입하려고 하던 응급의학전문의, 핵의학전문의, 항공우주의학전문의 제도를 만드는데 함께 포함시킬 것을 강력히 요구했다. 당시 나는 이를 "물귀신 작전"이라고 명명했었는데, 그 몇 년 후에 산업의학전문의 제도가 생겼다.

22) 안전공단 이경남 국장, 직업병연구센터 정호근 소장, 산업보건협회 최병수 전무, 순천향대학 남택승 교수가 사업이 성공되도록 애를 썼다.

23) 1992년에 보건직을 42명 증원했다. 산업안전공단은 신설된 산업보건연구원을 중심으로

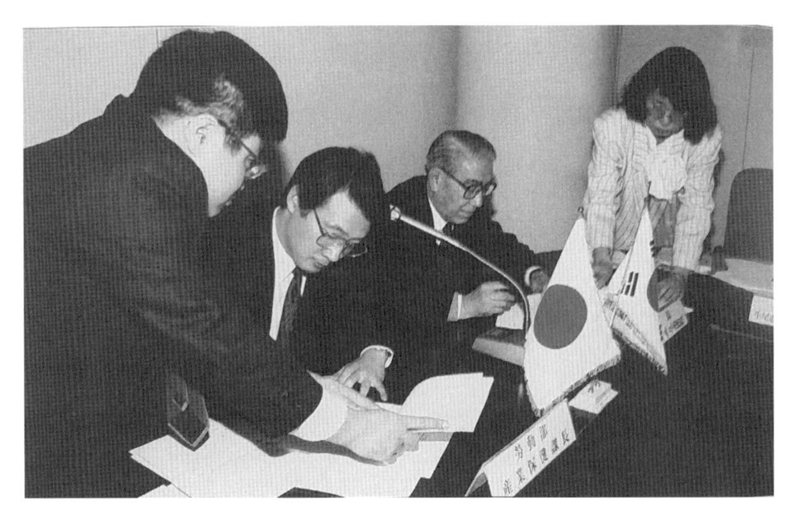

한일기술협력사업 조인식_한국대표 김성중 과장, 옆모습은 김윤배 사무관
(자료 대한산업보건협회)

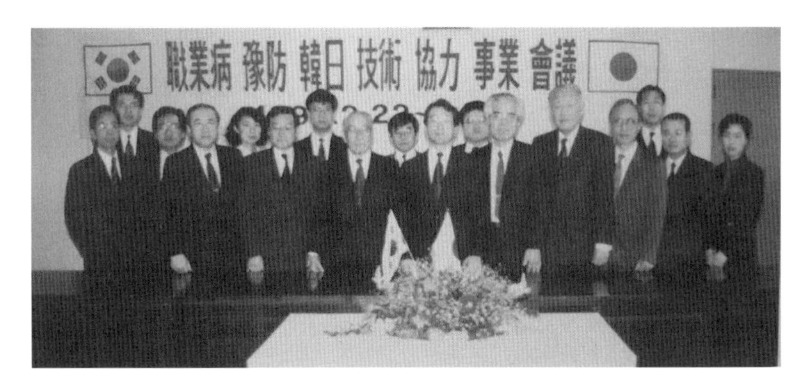

직업병예방 한일기술협력사업_앞쪽 가운데부터 오른쪽으로 김성중, 김윤배(뒤),
정규철, 남택승, 최병수, 이경남(뒤), 정호근(자료 대한산업보건협회)

보건 분야 인력이 많이 보강됐다.

발전적 미래를 기대하며

원진레이온 사건을 계기로 직업병 예방 종합 대책을 수립한 것이 만 10년이 된다. 그 가운데는 제대로 실천되고 뿌리를 내려 성숙한 것도 있고, 어떤 것은 이제 막 발아하는 것도 있다. 혹은 어떤 사항은 당초의 취지를 살리지 못하고 유야무야 된 것도 있다. 그래도 다행인 것은 이제 어떤 직업병 사단이 발생하면 이를 어디에 어떻게 알아봐야 하는지 몰라 우왕좌왕하는 정도는 넘어섰다는 것이다. 최근의 산업재해 분석을 살펴보아도 직업병의 분포가 다양하고 새로운 질병을 찾아내는 능력이 많이 제고됐음을 알 수 있다.

사실 어떤 분야의 발전에 있어서 정부의 개입이란 한계가 있기 마련이다. 일정 궤도에 오르면 정부는 손을 떼어야 한다. 정부는 기초 조성(助成)과 조정(調整) 역할을 하고 앞에서가 아닌, 뒤에서 혹은 옆에서 그 일이 잘 되도록 도와주는 역할을 해야 한다. 이제부터는 산업보건의 영역에 있어서 의료, 간호, 위생 등이 유기적인 협력 구도 아래 근로자에 대한 종합적인 건강관리 증진에 힘써주길 기대한다.

제3절

정부의 산업의학 인력양성 노력: 장학금 사업

강성규 (가천대학교 길병원)

산업의학회와 산업의학전문의의 역사를 말할 때 1991년에 발표된 직업병예방종합대책을 빼 놓을 수 없다. 원진레이온 직업병 사건으로 20명의 전문가와 공무원으로 구성된 대책위는 1991년 5월 직업병예방종합대책을 발표했다. 그 중 산업의학학회 또는 회원들이 잊지 말아야 하는 것은 산업의학 전문 인력 양성 방안이다.

대책위는 직업병 문제의 근본에는 임상능력을 갖춘 직업병 전문가가 없다는 것이었다. 노동부는 산업의학전문의 제도가 신설되기 전이라도 임상능력을 갖춘 직업병 전문가를 확보하고자 했다.

우선 노동부는 산업의학 전문 의료인력 양성을 위해 산업의학 전공자에 대해 장학금을 지급하기로 했다. 장학금 지급 대상은 1) 내과·신경과·피부과·가정의학과 전문의 중 4년 이상 임상치료 경험자 (4년 이내 해외유학에 매년 미화 2만 불 장학금 지급) 2) 예방의학(산업의학)을 전공하고 임상 중심의 레지던트 과정 이수자(연간 7백20만원) 3) 4년 이상 임상 경력 의사 중 국내 대학원의 석·박사

과정 또는 예방의학 전문의과정에 있는 자(학기당 1백만 원)였다. (연합뉴스 1992.2.1.) 지원 기간은 2년이었다.

노동부는 1992년 5월 산업의학전공자 11명을 장학생으로 선발했다. 국내 장학생으로는 임상경력 4년 이상이며 예방의학 전공자로 홍윤철(서울대), 김영렬(한양대), 김수근(가톨릭대),[24] 김경아(가톨릭대), 박종태(고려대)가 선발됐고, 국외 장학생으로는 산업의학 전문의 또는 박사과정을 이수하고자 하는 의사로 김종만(내과), 이태룡(충남대), 이경종(연세대), 조성일(서울대, 가정의학전문의), 강대희(서울대)가 선발됐다. (연합뉴스 1992.5.25.) 강대희는 미국 존스홉킨스대학에서, 조성일은 하버드대학에서 박사학위를 취득했다.

1993년에 노동부 예규 제230호로 '산업보건인력양성을 위한 장학금 지급규정'이 제정됐다. 국내 학위취득 지원의 임상경력의사는 내과와 신경과 전문의를 우선했고, 국외 학위취득 지원의 임상경력의사는 내과, 신경과, 피부과, 예방의학과, 가정의학과를 우선했다. (연합뉴스 1992.9.3.) 첫 해에 의사로만 국한했던 지원 대상을 산업위생과 산업간호분야로 확대했다. 산업위생분야에 박두용(한성대)이, 산업간호분야에 채덕희(전남대 간호학과)가 선발됐다. 1년 이상 경험이 있는 산업위생기사와 간호사 면허 소지자에게 국내 학위과정에 학기당 100만원 씩 2년, 국외에 년 미화 2만 불씩 2년을 지원했다. 의무복무는 장학금 지급 연수의 2배 이상을 산업보건 관련 기관에서 근무하도록 했다.

---

24) 홍윤철, 김영렬은 가정의학전문의, 김경아는 결핵과 전문의를 취득하고 예방의학 학위과정 중이었다. 김수근 교수에 대한 지원은 미확인 이유로 취소됐다고 한다.

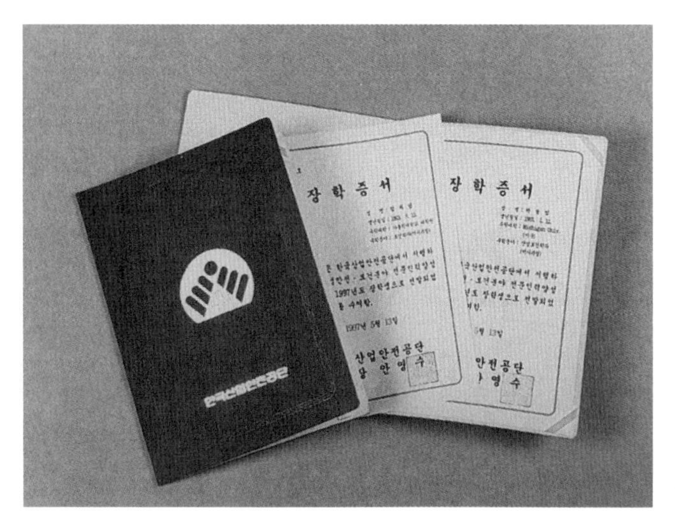

인력양성을 위한 장학기금증서(자료 한국산업안전보건공단)

노동부에서 관리하던 장학금 사업은 1995년 안전보건공단으로 위임됐다.

장학금의 최초의 목적은 예방의학전문의에게 임상 수련을 시켜 직업병을 전공하거나 임상의사가 국외에서 산업의학분야 박사학위를 취득하도록 한 것이었는데, 임상 레지던트를 다시 하겠다는 예방의학전문의는 서울대에서 예방의학을 마치고 가정의학전공의를 다시 한 김선민(심평원) 한 명 이외에는 없었다. 그래서 장학금 지원의 핵심이었던 국내 병원에서 임상중심의 레지던트 과정인 예방의학전문의에 대한 지원은 1996년에 폐지됐다. 국내 석박사 과정에 대한 장학금은 국립대는 학기당 100만원을 유지하고 사립대는 150만원으로 인상했다.

1996년부터 정규 산업의학전공의 수련과정이 신설됨에 따라 장학금 지급 대상에 산업의학전공의 수련기관에서 산업의학을 전공하는 자나 외국의 산업의학전공의 과정 중인 자를 포함시켰다. 그러나 전공의 과정중인 자에 대한 지원은 감사원 감사에서 문제점으로 지적되어 이듬해 폐지되고 석박사 과정인 자에게만 지원이 계속됐다.[25)]

1997년에는 산업안전분야 전문 인력이 추가됐다. 안전 분야에 1년 이상 실무경험이 있는 자가 산업안전 석박사과정인 경우 장학금이 지원됐다. 1998년에는 의사요건을 삭제하고 산업안전 및 산업보건 분야 석박사 과정을 수학하고자 하는 자로 개정됐다.

노동부는 장학금 사업이 비효율적이라고 판단하여 2000년에 이를 폐지했는데 국외장학금 수혜자인 김록호(서울대 보건대학원), 강대희(서울대)가 안전국장을 면담한 후 2001년에 특수 분야 대학원 지원이라는 명목으로 부활됐다. 특수 분야는 산업보건 16개 분야, 산업안전 4개 분야로 안전보건공단의 장학금선발심의위원회에서 매 5년 마다 그 분야를 결정하기로 했다. 또한 석・박사 모두 2년을 지원하던 것을 박사과정은 3년까지 등록금 전액을 지원할 수 있게 변경했다. 국외 박사과정도 2년까지는 장학금을 전액을 지원하고 2년을 초과하는 경우에도 50%를 지원하기로 변경했다. 그러나 공단은 다시 사후관리의 어려움[26)]을 들어 2004년부터 장학금 대상 신규 선

---

25) 노동부의 장학금 사업의 핵심은 임상전문 능력을 갖춘 의사 양성이었는데, 감사원의 이해가 부족하여(또는 담당자가 제대로 설명하지 못해) 산업의학전공의 과정에 대한 지원이 폐지되고 학위과정 지원만 남은 것은 본말이 전도된 것 같아 아쉽다.

26) 장학금 수혜자는 학위를 받고 2배수의 기간 동안 관련분야에 종사하는 의무가 있었는데, 일부는 학위를 마치지 못하거나 관련분야 종사기간의 의무를 채우지 못해 공단은 이들로부터 환수를 받은 경우도 있었다. 나중에는 의무종사기간을 연구논문으로 가름하기도 했는데, 이조차 제대로 제출하지 않아 담당자가 감사에 지적받아 애를 먹었다.

발을 중단하고 기존 지급자에 대한 사후관리만 했다.

1992년부터 2001년까지 국외 17명을 포함하여 253명이 총 16억 6천만 원의 장학금 지원을 받았는데, 산업의학분야가 125명(국외 10명)이었고, 산업간호 18명(국외 1명), 산업위생분야 65명(국외 6명), 산업안전분야 45명이었다. 장학생 중 2001년까지 박사학위 취득자는 37명(국외 10명), 석사학위 취득자는 54명, 예방(산업)의학 전문의는 64명이었다.

노동부의 장학금 사업은 직업병 전문의사를 양성한다는 취지에서 시작했으나 산업위생, 산업간호를 포함하고 산업안전까지 확대하게 되면서 국내 석박사과정 장학금으로 변질되면서 2000년대 중반에 폐지되고 말았다. 하지만 장학금 사업은 산업의학전문인력이 없던 초창기에 직업병에 관심을 둔 의사들에게 국외에서 공부하고 박사학위를 취득하게 하는 동기를 부여했으며, 당시 많은 예방의학전공의들을 산업의학분야로 쏠리게 해서 산업의학을 전공하는 인력을 풍부하게 만든 계기가 됐다.

제4절

내 혈액 중 납농도 분석결과: 믿을 만한가?

강성규 (가천대학교 길병원)

1980년대 말 카드뮴 중독 사건의 핵심은 분석의 정확도였다. 부천 근화상사 고상국씨와 울산 송원산업의 심문보씨의 카드뮴 중독 사건의 초점은 혈액 및 소변의 카드뮴 농도가 검사기관마다 차이가 난다는 것이었다. 안정된 키트를 이용한 통상의 임상병리 소견과 달리 원자흡광광도계를 이용한 생체시료(혈액이나 소변)의 중금속 농도는 매번 검량선을 그려 분석을 해야 하므로 오차가 생길 수 있다. 한 기관에서 이상이 있다고 한 근로자가 다른 곳에 가면 정상이거나 반대의 경우도 있었다. 생체 내 중금속 검사 결과에 의문이 생기기 시작했다.

1990년 10월 26일에 근로복지공사 직업병연구소에서 납중독에 관한 직업병세미나가 열렸다. 사전 정보를 주지 않고 납 노출 근로자의 혈액을 자체 기관을 포함한 국내 4개 실험실에 보내 분석을 의뢰했다. 결과는 20ug/dL~80ug/dL로 같은 혈액이 분석기관에 따라 4배의 차이가 났다. 반향은 컸다.[27] 1991년 4월 노동부에서 발표된

27) 이 결과를 보고 가장 많이 들은 소리는 '뜻은 좋으나 우리 형편에 시기상조다 "였다. 또

직업병예방종합대책에 1992년부터 분석에 대한 정도관리를 시작하기로 했다.

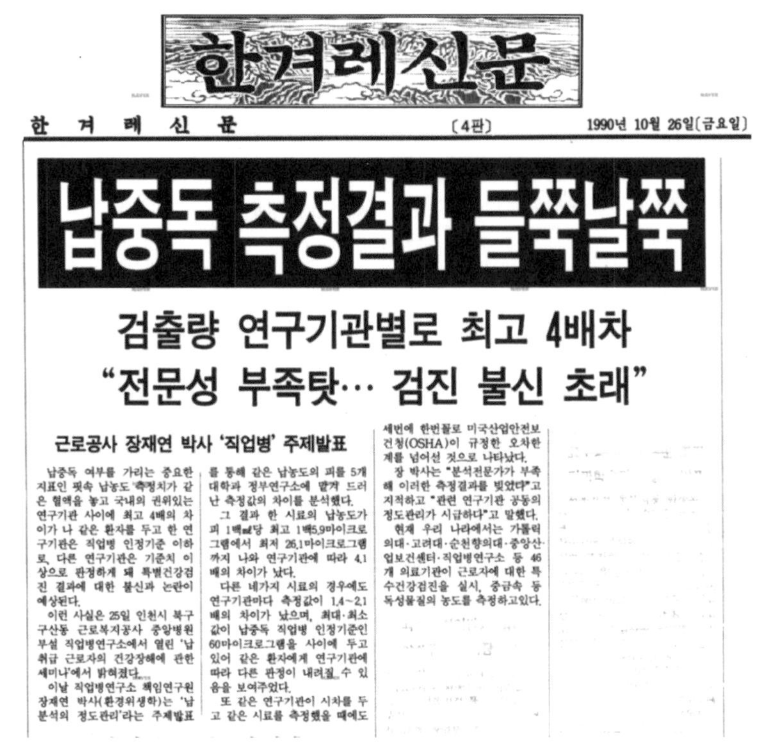

한겨레신문

한 겨 레 신 문 (4판) 1990년 10월 26일(금요일)

납중독 측정결과 들쭉날쭉

검출량 연구기관별로 최고 4배차 "전문성 부족탓… 검진 불신 초래"

근로공사 장재연 박사 '직업병' 주제발표

납중독 여부를 가리는 중요한 지표인 핏속 납농도 측정치가 같은 혈액을 놓고 국내의 권위있는 연구기관 사이에 최고 4배의 차이가 나 같은 환자를 두고 한 연구기관은 직업병 인정기준 이하로, 다른 연구기관은 기준치 이상으로 판정하게 돼 특별건강검진 결과에 대한 불신과 논란이 예상된다.

이런 사실은 25일 인천시 북구 구산동 근로복지공사 중앙병원 부설 직업병연구소에서 열린 '납취급 근로자의 건강장해에 관한 세미나'에서 밝혀졌다.

이날 직업병연구소 책임연구원 장재연 박사(환경위생학)는 '납분석의 정도관리'라는 주제발표를 통해 같은 납농도의 피를 5개 대학과 정부연구소에 맡겨 드러난 측정값의 차이를 분석했다.

그 결과 한 시료의 납농도가 피 1백㎖당 최고 1백5.9마이크로그램에서 최저 26.1마이크로그램까지 나와 연구기관에 따라 4.1배의 차이가 났다.

다른 네가지 시료의 경우에도 연구기관마다 측정값이 1.4~2.1배의 차이가 났으며, 최대·최소값이 납중독 직업병 인정기준인 60마이크로그램을 사이에 두고 있어 같은 환자에게 연구기관에 따라 다른 판정이 내려질 수 있음을 보여주었다.

또 같은 연구기관이 시차를 두고 같은 시료를 측정했을 때에도 세번에 한번꼴로 미국산업안전보건청(OSHA)이 규정한 오차한계를 넘어선 것으로 나타났다.

장 박사는 "분석전문가가 부족해 이러한 측정결과를 빚었다"고 지적하고 "관련 연구기관 공동의 정도관리가 시급하다"고 말했다.

현재 우리 나라에서는 가톨릭의대·고려대·순천향의대·중앙산업보건센터·직업병연구소 등 46개 의료기관이 근로자에 대한 특수건강검진을 실시, 중금속 등 독성물질의 농도를 측정하고있다.

1990년 혈중 납 분석의 문제점을 지적하는 직업병연구소 세미나에 관한 한겨레신문 기사

1992년부터 작업환경측정 시료에 대한 정도관리가 먼저 시작됐다. 생체 시료에 대한 정도관리는 1993년부터 대한산업보건협회에

한 분석을 해 준 기관으로부터 원망을 많이 들었다. 만일 비교하는 것이었으면 분석해주지 않았을 거라고 하면서. 순천향대학의 이병국 교수만이 잘 해보라고 격려해 줬다.

서 표준시료를 외국에서 구매하여 유료로 시작했다. 동시에 한일협력사업으로 일본의 지원을 받아 정도관리 표준시료를 제작하기 위한 실험을 시작했으나 가시적인 성과를 거두지 못했다. 산업안전보건연구원 직업병진단센터(직업건강실의 전신)에서는 양정선 박사가 중심이 되어서 1994년에 자체적으로 표준시료를 제작하고 독일 산업의학회의 정도관리프로그램과 덴마크 산업보건연구원의 검증을 거쳐 특허를 출원했다. 1995년부터 산업안전보건연구원이 무료로 생체시료 분석정도관리를 시작했다. 분석기관의 분석능력이 크게 향상되어 오늘에 이르고 있다.

1995년에 대우조선소에 근무하는 용접공에 대한 진폐증 진단에 혼선이 발생해 노조에서 정부에 강력히 문제를 제기했다. 진폐증으로 진단받은 근로자가 다음 해는 정상으로 판정받거나 정상으로 판정받은 근로자가 고해상 단층촬영 (HRCT) 검사를 통해 진폐증이 있다는 판정을 받은 것이다. 부정확한 진단에는 두 가지 요인이 있었다. 흉부 영상필름의 질이 떨어져 정확히 판독할 수 없었다. 판독을 담당한 영상의학과 의사가 수련과정 중 진폐증 사례를 접할 기회가 없었다. 진폐증의 판독은 경험 있는 영상의학과 의사도 재판독 일치율이 60~80% 수준이었다.

1996년부터 방사선 촬영실, 장비와 촬영 인력(방사선 기사)에 대한 정도관리를 시작했다. 1997년부터는 특수건강진단이나 진폐진단 및 치료에 관계되는 방사선기사, 방사선과 의사, 폐기능검사자 그리고 폐기능검사 판독의사에 대한 정도관리가 시행됐다. 정도관리가 시작되고 많은 병원에서 규격에 맞는 장비와 재료를 사용하게 됐다.

정도관리 이전에는 병원에서 건강진단에 대한 지원이 미흡했으나 정도관리에 불합격되면 기관지정이 취소되므로 특수건강진단 기관 경영자들의 태도가 바뀌게 됐다.

판독의사 정도관리에 대해 초기에 영상의학과 전문의들의 저항이 있었다. 1997년 산업보건연구원의 최병순 연구원이 진폐 판독 일치율에 대한 연구 결과를 발표했다. 영상의학과 전문의들도 판독 정도관리의 필요성을 인정했고 서울대학교 임정기 교수와 연세대학교 김상진 교수 등 대한흉부영상의학회가 적극 지원했다. 현재는 대한흉부영상의학회에서 자율적으로 진폐 판독교육을 실시하고 있다.

특수건강진단에서 가장 많은 유소견자를 내고 있고, 직업환경의학과 의사들이 가장 많이 접하는 소음성난청 진단의 정확성에 대해서도 여러 차례 논란이 있었다.[28] 청력역치는 불가역적인데도 다음 년도에 검사한 결과가 오히려 좋아진 경우가 다수가 발생했다. 청력검사에는 장비의 정확성뿐만 아니라 검사 시기, 피검자의 협조, 검사 장소 등 여러 가지 복합적인 원인이 작용한다.

1998년부터 청력정도관리가 시작됐다. 산업보건연구원의 김규상 연구원이 한림대학교의 이정학, 김진숙 교수, 학회의 이지호 교수의 도움을 받아 측정의 정확도를 높이기 위한 교육을 실시했다. 청력검사자 제도가 없어 의료기사인 임상병리사가 주로 담당했고, 간호사들이 교육을 받아 청력검사를 담당했다. 판정을 담당한 직업환경의학

---

28) 당시 D_1판정기준은 사분법에서 40이상이거나 4,000Hz의 50이상이었는데, 이는 일본 것을 참조하며 두 가지 오류를 범했다. 특히 '**이고**'가 '**이거나**'로 오기돼 있었는데, 모두 '**이고**'로 알고 판정했지만 '**이거나**'라는 규정대로 판정해야 한다는 주장이 나와 큰 혼란을 빚었다. 이것을 계기로 판정기준이 현재의 기준으로 수정됐다.

전문의에 대한 교육은 초기에는 없었다가 가장 나중에 도입됐다. 현재는 자율적인 교육과 현장 평가를 통해 청력 정도관리를 실시한다.

청력정도관리와 같은 시기에 폐기능검사 정도관리가 시작됐다. 폐기능 기기에 대한 점검, 검사자에 대한 교육, 판독자에 대한 교육으로 구성됐다. 청력정도관리와 마찬가지로 이제는 자율적인 교육과 현장 평가로 정도관리를 진행한다.

2000년 이전에는 폐기능검사에서 가장 중요한 예측값이 없어 기기에 따라 미국이나 일본에서 만든 예측값을 사용하여 결과가 과다 또는 과소 평가됐다. 산업보건연구원의 최정근 연구원은 산보연 예산으로 2001년 제2기 국민건강영향조사에 폐기능검사 항목을 넣어 호흡기내과학회와 함께 한국인의 예측값[29]을 구했다. 이 값은 현재 대부분의 폐기능검사기의 예측값으로 사용되고 있다.

---

29) 산업보건연구원이 예산과 인력을, 호흡기학회가 인력 지원을 하기로 하고 사업을 수행했으나 나중에 예측값 소유권에 대해 약간의 이견이 있었다. 결국 산업보건연구원에 예측값의 소유권이 귀속되고 이것으로 모든 국내 기관이 예측값을 무료로 자유롭게 사용할 수 있게 됐다.

제5절

특수건강진단기관의 질 향상과 한국특수건강진단협회의 노력

김동일 (한양대학교 명지병원)

특수건강진단기관이 회원으로 구성된 한국특수건강진단협회(한특협)는 전신인 특수건강진단기술협의회(특기협)를 이어받아 사단법인으로 발족됐다. 현재 교육 사업이 위주인 한특협은 한동안 특수건강진단 기관에 대한 평가를 담당했었다.

특기협은 1983년 3월에 고용노동부 예규(제78호. 근로자건강진단관리규정)의 특수건강진단기술협의회 운영근거에 따라 대한산업보건협회 내에 특수건강진단 지정기관들로 구성됐다. 그즈음 특수건강진단은 검진기관 인근지역 사업장만 검진할 수 있도록 하는 지역책임제를 실시하고 있었다. 대한산업보건협회는 지역별로 지부를 설립하여 특수건강진단 사업을 했다. 대한산업보건협회 지부는 대학의 예방의학교실에서 산업의학을 전공한 교수들의 지원을 받아 운영했으므로 노동부는 기술적인 면에서 대한산업보건협회에 많이 의존했다.

학회를 주도하는 전문가들이 대부분 대학이나 산업보건협회에 속해 있었으므로 특기협은 자연스럽게 학회를 대신해서 검진실시에 따른 협의조정, 검진수가 결정, 검사항목별 기술적 시행방법 등 특수검진 전반에 관하여 업무를 주관했다. 1992년 3월에는 특기협 내 정도관리위원회에서 특수건강진단 정도관리제도를 최초로 도입했다. 정도관리는 1995년 9월 한국산업안전공단으로 사업을 이관하여 현재에 이르고 있다.

특기협은 2002년 3월에 명칭을 사단법인 한국특수건강진단협회(한특협)로 바꾸어 새롭게 창립총회를 개최했다. 감사원은 2001년 노동부 감사에서 노동부예규인 '근로자건강진단관리규정'에 의해 특기협을 설치 운영하도록 명시되어 있는데 협의회의 근거가 미약하다는 지적을 했다. 이에 따라 기존의 임의단체에서 비영리법인화로 격상된 한특협이 출범하게 됐다.

한특협 초대회장으로 고려의대 염용태 교수가 위촉됐고 106개 기관이 회원으로 등록했다. 2005년 2월 차봉석 교수가 2대 회장으로 부임하여 특수건강진단 의사 및 행정담당자 교육을 비롯하여 회원기관 권익과 우리나라 특수건강진단 발전을 위하여 다양한 사업성과를 이루어 오늘에 이르고 있다.

한특협은 사단법인 초기에는 대한산업보건협회의 인적 물적 지원에 의존한 관계로 업무수행에 있어서도 다분히 제한적일 수밖에 없어 젊은 직업환경의학전문의들부터 외면을 받은 것은 사실이다. 이를 개선하고자 차봉석 회장 부임 이후 협회사무실 이전, 젊은 임원진 구성 등 실적으로 대한산업보건협회로부터 완전히 독립하여 전체 회원기관의 대변자로 다시 태어났다. 그 과정에서 협회비 미납 등 갈등을 겪다가 최근 대한산업보건협회는 한특협의 노력에 대하

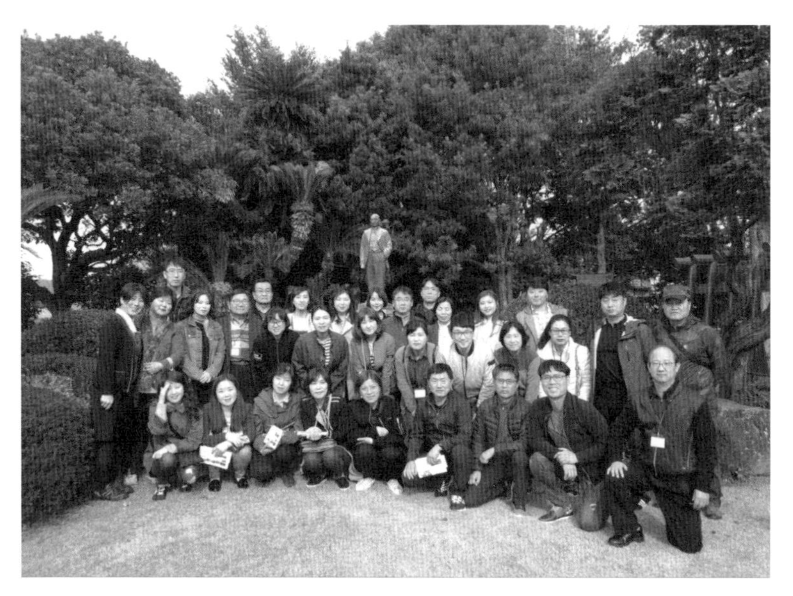

2017년 한특협 우수회원기관 해외연수_일본 미나마타 역사관 (제공 김동일)

여 인정하고 관계를 정상화 했다.

2000년대 한특협의 큰 업무 중의 하나가 특수건강진단기관 방문평가 사업이었다. 노동부 산업보건과에서 사업을 담당했지만 조사반 구성, 실사 및 사후보고를 모두 한특협이 주관했다. 특수건강진단기관 방문평가는 산업의학전문의가 특수건강진단기관을 직접 방문하여 기술적·전문적 사항에 대한 평가하고 지도하는 동료감시사업이었다.

2000년 이후 매년 하반기에 특수건강진단기관을 방문하여 특수건강진단이 규정대로 실시되고 있는지, 결과 판정에 전문성을 가지고 책임 있게 하는지, 건강진단 제도의 개선할 점은 없는지 등에 대해

평가했다. 처음에는 무작위로 선정된 25-30개 기관에 대하여 전문의 2인과 근로감독관이 한 팀을 이뤄 기관을 방문했으며 필자는 2003년도에 구성된 5개 팀 중 송재철 교수와 한 팀을 이루어 재단법인 한국산업의학연구소, 원진녹색병원, 금강병원, 원주기독병원, 동해병원을 방문 평가했다.

당시 방문결과 총평이 남아 있어 옮겨본다. '(가) 제한된 특수건진 대상자: 1개의 특수건진 기관 당 수진자수가 년 간 2,000 여명 및 건진 기간도 수개월에 지나지 않아 산업의학전문의 및 산업위생사, 분석기사 등 특수건진 업무를 수행하는 요원들이 실제 할 일이 없으면서 인건비 부담은 계속되고 이로 인한 경영압박으로 양질의 서비스에 제한이 되고 있는 실정이다. (나) 흉부엑스선 교차 판독: 흉부엑스선인 경우 전문의 2인이 교차 판독을 하도록 되어 있으나 실제 이를 행하는 곳은 전무하며, 일반 외래 환자들의 필름도 정상인 경우 반복 판독을 하지 않는 점을 감안할 시 관련 규정을 개정할 필요가 있다. (다) 향후 특수건진의 발전방향: 10인 미만의 영세한 사업장에서 1만 명 이상의 대규모 사업장까지 다양한 인원 뿐 아니라 유해인자들도 매우 상이한 점이 있는데 이 모든 것을 다 만족시키려는 현행 특수건진 실시 규정은 너무 세분화되고 전문적이어서 오히려 사업장이나 검진기관의 실정에 맞게 응용하려는 데 장해요소로 작용할 수 있다.'

당시에는 한특협에서 주관하여 건진기관의 애로사항이 반영된 느낌도 있으나 건진기관 전체의 발전을 위하여서는 여전히 새겨봐야 할 내용도 있다. 현행 특수검진기관평가는 2011년 3월에 전국으로 3

개 지역으로 나눠 4개 팀이 시범평가를 실시했다. 필자는 안전보건공단의 권부현, 이혜은, 이유진과 한 팀을 이루어 수도권 지역을 조사했다. 현재의 평가기준 및 평가표의 골격이 만들어져 실제 적용한 시범사업이었다.

시범실시 당시에도 평가결과에 대하여 인터넷 공표를 하자는 의견에는 이견이 없었으나 최우수 기관에 대한 인센티브에 대하여 분석장비 도입 시 재정적 지원 등 여러 의견이 있었다. 최근의 기관평가는 초기보다 많이 안정화되고 객관화되었지만 초창기 협회의 평가시절 검진기관의 애로사항에 대한 현장점검의 기능을 간과하고 평가를 위한 업무서류 확인에 너무 집착하는 것 같아 아쉬움이 남는다.

제6절

산업안전보건연구원: 공공의 연구기관으로 직업환경의학에 기여하다

강성규 (가천대학교 길병원)

직업환경의학이 독립 전문과목이 된 것처럼 독립적인 연구기관인 산업안전보건연구원을 직업환경의학 역사에서 빼 놓을 수 없다. 자세한 것은 산업안전보건연구원 20년사나 안전보건공단 10년사에 담겨져 있다.

마치 생물학의 계통발생학처럼 역사는 지역적으로 떨어져 있어도 비슷하게 진행하나 보다. 미국의 애팔래치안 산맥에 위치한 웨스트버지니아에는 탄광이 많았다. 탄광의 진폐를 연구하기 위해 1967년 7월 Appalachian Laboratory for Occupational Respiratory Diseases가 설립됐다. 이 연구소는 1971년 국립산업안전보건연구원(NIOSH)이 설립되면서 호흡질환연구실(Division of Respiratory Diseases)로 통합됐다.

연구원의 변천사

근로복지공사(근로복지공단의 전신)는 1984년에 강원도 동해에 진폐연구소(소장 정호근)를 설립했다. 사회학을 전공하고 예방의학교실에 있던 이경용이 합류했다. 1980년대 말 중금속중독 등 직업병 문제가 발생하자 1989년 4월에 인천 중앙병원 내에 직업병연구소(소장 정호근)로 확대 개편했다. 장재연(아주대), 이관형이 합류했다. 가정의학을 전공한 필자는 1989년 8월에 직업병연구소에 입사했다. 1990년에 중앙병원 내에 직업병과를 개설했다. 한 번도 사용한 적은 없으나 진폐환자 입원치료를 위해 병동도 마련했다. 노동부 산재보상과의 의뢰를 받아 직업병 진단을 시작했다.

원진레이온 사건 등 직업병 문제가 발생하자 국립노동과학연구소에서 이관된 한국산업안전공단 산업안전보건연구원은 의사 연구원을 채용하려 했으나 실패했다. 마침 1991년에 수립된 직업병예방종합대책에 의해 산업안전보건연구원의 산업위생연구실과 근로복지공사 직업병연구소를 통합해서 1992년에 산업보건연구원(원장 정규철)으로 분리 신설했다. 직업병연구소는 직업병진단센터(소장 정호근)로 명칭을 변경했다. 산업보건연구원은 국제금융위기(IMF)사태에 의해 1999년에 다시 안전연구원과 통합하여 산업안전보건연구원(원장 정호근)이 되어 오늘에 이른다.

직업환경의학 전문의와 가장 업무 교류가 많은 직업건강연구실은 직업병진단센터/산업의학연구실, 직업병진단연구센터/산업보건관리연구실, 직업병연구센터, 직업건강연구실이라는 명칭으로 변경되어 왔다.

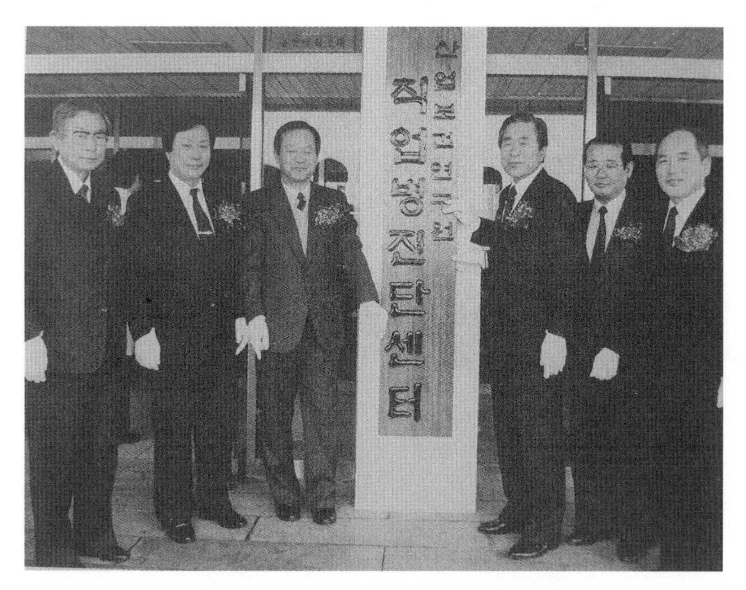

직업병진단센터 개소식(자료 한국산업안전보건공단)

연구원을 거쳐 간 사람들

1992년 서울대 보건대학원 교수 백도명이 겸임연구원으로 위촉되어 산업의학연구실장으로 3년간 근무했다. 1992년 말 박정선이, 1993년 최병순(직업성폐질환연구소)이 합류했다. 1993년에 연구원장으로 문영한 교수가 부임하고 이후 김양호(울산대), 최정근, 김규상(서울의료원), 안연순(연세대), 진영우(원자력의학원), 김은아, 김대성(한일병원)이 직업병연구센터에서 근무했다. 2000년 중, 후반에 이혜은(경희대), 김건형(인제대), 정윤경(KMI연구소), 고동희(국제성모병원), 이상길이 근무했다. 2010년대 중반에는 강충원 (이화여대), 강영중(인천중앙병원)이 근무했다. 강모열(서울대)과 문제혁은 계약직으로 역학조사 업무에 관여했다. 박정선과 필자는 정년과 임기만료로 각각 2014년, 2016년에 퇴사했다. 현재는 김은아와 이상길이 근무하고 있다. 과중한 업무로 인해 연구원에 대한 직업환경의학 전문의의 선호도가 떨어져 인력난을 겪게 되고, 보건역학 및 대형 자료 연구의 필요가 증가함에 따라 예방의학전문의를 채용하기 시작했다. 이새롬(산보협)이 근무를 했었고, 현재 이지혜, 이경은 예방의학전문의가 근무하고 있다.

산업위생쪽으로는 박두용(안전보건공단 이사장) 이외에 박동욱(방통대), 신용철(인제대), 정지연(용인대), 변상훈(고려대)이 근무했다. 역학이나 보건관리 분야에서는 정진주(서울질판위원장), 김숙영(을지대 간호학과), 김왕배(연세대 사회학과) 등이 계약직으로 근무했다.

연구토양 지원

산업안전보건연구원은 자체 연구나 사업을 제외하고도 여러 면에서 직업환경의학 발전에 기여했다. 직업환경의학 전문의와는 위탁연구과제를 발주하고 수행하는 관계로 맺어졌다. 직업환경의학에 대한 기초 및 실용연구는 물론, 각종 형태의 연구와 사업이 발주됐다. 전문의 자격을 따고 직업환경의학을 막 시작하는 신규 전문의들만 응모하는 연구 과제를 발주하여 신진 연구자 육성에 기여하기도 했다.

감시체계 연구를 질병별, 지역별 모델로 나눠서 발주하여 직업병에 대한 대상 확대 및 동향 파악에 주력했다. 1998년 알레르기내과 의사를 중심으로 한 천식감시체계를 시작하여 2000년도에 수근관증후군(단국대 권호장), 피부질환(가톨릭대 피부과 이준영)로 확대했고, 인천지역(인하대 임종한)에 지역감시체계를 시작했다. 직업성천식(한양대 송재철), 악성중피종(원주의대 병리과 정순희)으로 확대됐다. 2003년에는 고용노동부의 사업으로 확정되고 직업성 암 감시체계(부산대 강동묵, 인하대 임종한)로 발전되어 직업병 인식 확산 및 동향 파악에 기여했다 감시체계 사업은 2015년에 성과를 정리하면서 종결됐다. 이후 산발적으로 출현하는 급성중독성질환의 동향 파악을 위하여 급성중독성질환 감시체계(가천대 강성규)라는 틀로 진행되고 있다.

유럽의 근로환경조사 (EWCS)를 차용한, 가구를 대상으로 한 근로환경조사(산업보건관리연구실 박정선)를 2005년부터 시작하여 2017년에는 5만여 가구를 선정하는 조사로 확대했다. 조사 자료는 일반에 공개하여 많은 산업보건 연구자들이 좋은 분석연구결과를 발표하고 있다.

특수건강진단 제도 개선

산업안전보건연구원은 근로자 특수건강진단에서 기술적인 면을 담당하고 있다. 1999년에 특수건강진단을 크게 개편했다(김양호 연구원). 특수건강검진을 연 1회의 획일적 주기에서 유해요인에 따라 6~24개월로 조정했다. 배치전건강진단과 수시건강진단을 도입하고, 독성 발현시기를 감안하여 일부 물질은 배치후 검진을 받도록 했다. 검진항목을 1차, 2차검사로 구분하던 것을 필수항목과 선택항목으로 변경했다. 2005년도에는 산업의학회의 연구에 따라 화학물질 분류체계가 변경되고 검진대상이 120항목에서 177항목으로 확대됐다.

특수건강진단 개편에 따라 이를 뒷받침하는 실무지침을 만들었다. 이전에 특수건강진단기술협의회에서 만든 근로자 특수건강진단실시기준이란 책자를 대대적으로 개편하여 실무지침을 만들었다. 총론, 유해인자별 검진방법, 유해인자별 건강장해의 3편으로 구성했다.

특수건강진단은 1990년대 후반 (문영한, 김양호, 김수근 등), 2000년대 중반 (이수일, 김용규, 박정선, 김규상 등)에 직업병 집단발생 또는 재래형 직업병이 발생했을 때 매번 제도의 문제점이 지적되어, 대상 위험요인을 추가하거나, 검사방법을 개선하거나 검사 주기를 조정하는 등 제도개선이 거듭됐다.

2012년에는 야간작업 종사자에 대한 특수건강진단 적용가능성에 대한 연구(가톨릭대 이세훈)가 수행됐고 연구결과에 따라 2014년부터 야간작업 특수건강진단이 시행됐다. 이러한 제도개선 때마다 근로자건강진단 실무지침을 최신화해 직업환경의학 전문의들이 특수건강진단을 할 때 참고하도록 제공하고 있다.

직업환경의학 전공의 수련

산업안전보건연구원은 1995년에 예방의학전문의 수련을 시작했다. 이세휘, 최경숙(을지대 정신건강의학과)이 수련을 받았고 2기로 김은아(산보연), 진영우(원자력의학원) 전공의가 수련을 받았다. 1997년부터는 직업환경의학 전공의 수련으로 변경되어 최용휴(근로복지공단 창원병원), 채창호(성균관대 마산삼성병원)가 수련을 받았다. 이후 한동안 직업환경의학 전공의 인기가 떨어져서 세 명의 전공의가 중도에 하차하고, 2001년에 정수영, 2003년도에 오성수(연세대 원주의대)가 수련을 시작했고 이후 매년 한두 명이 수련을 받아 2018년 현재 22명의 전문의가 수련을 마쳤고 4명의 전공의가 수련 중이다.

산업안전보건연구원의 수련은 일반 수련기관과는 차이가 있었다. 가장 큰 차이는 전공의 시절에 산업보건관련 사업에 관여하고 역학조사를 직접 수행해 본다는 것이다. 이것을 계기로 1999년에 외부 수련기관의 전공의에게 파견수련을 개방했다. 계명대 양선희, 한양대 권영준, 건국대 김형수 전공의가 한 달간의 파견을 나왔다. 2000년대에는 가톨릭대 박영만(현 고용노동부 산업안전보건국장), 계명대 정인성(현 수련위원장) 등 3인이 파견을 나왔다. 2001년도에는 이화여대 김정연(현 고용노동부 서기관) 외 3명이 파견을 나왔고 이후 매년 1-8명이 산업안전보건연구원에 파견을 나오고 있다.

역학조사

연구원이 자체적으로 수행하던 역학조사에 직업환경의학 전문의들을 위촉하여 함께 수행했다. 초기에 서울대 강대희와 연세대 원종욱이 위촉연구원으로 임용되어 전공의들과 함께 역학조사에 참여했다. 2012년에 역학조사제도가 변경되면서 많은 대학의 교수들이 위촉연구원으로 연구원의 역학조사에 참여해 오고 있다.

안전보건연구원에서 수행한 역학조사 경험은 전공의들에게 좋은 간접 경험을 제공했고 대학에서 수련 교재로 사용되기도 했다. 그래서 그간의 사례를 모아 2001년도에 직업병진단사례집을 만들었다. 이후 매년 직업병진단사례집 또는 역학조사사례집을 발간했다. 이는 의도치 않게 산재를 담당하는 노무사들이 많이 참고하였고 그간 누락됐던 직업병을 산재로 끌어올리는 계기가 됐다.

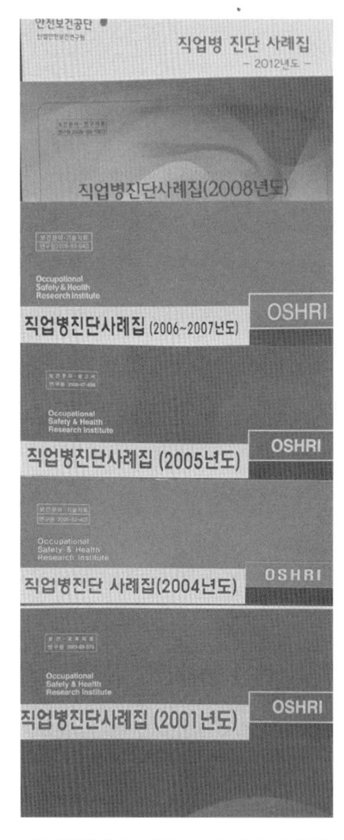

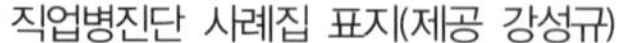
직업병진단 사례집 표지(제공 강성규)

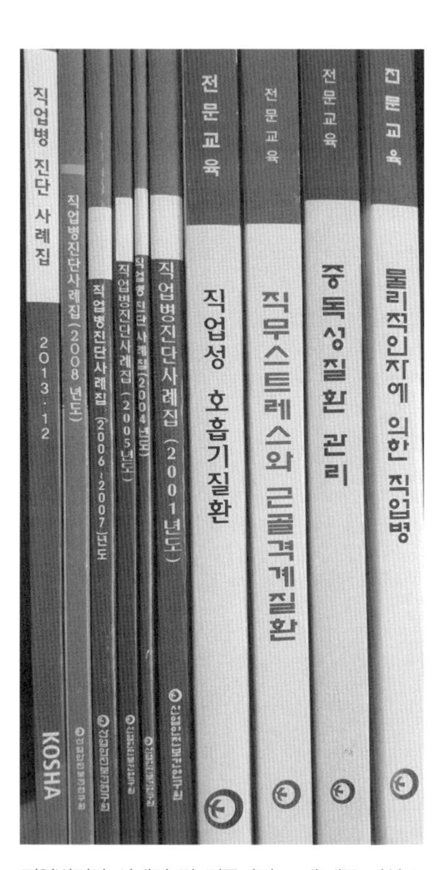

직업병진단 사례집 및 전문과정 교재(제공 강성규)

정도관리 및 전문교육과정 운영

연구원에서 정도관리는 1995년부터 시작됐다. 최초에 분석정도관리를 시작했고 이후 진폐 및 청력정도관리를 시작했다. 주로 분석자, 방사선기사, 영상의학과 전문의, 폐기능검사자, 호흡기내과의사, 청력검사자를 대상으로 한 정도관리였다. 당시나 지금이나 소음성난청은 특수건강진단에서 중요한 위치를 차지하고 있었고, 검사는 간호사나 임상병리사가 했지만 판독은 직업환경의학과 의사가 하고 있었다. 그런데 청력판독을 하는 직업환경의학과 의사에 대해서는 별도의 정도관리 규정이 없었다. 1999년 2박3일 과정의 청력정도관리 관련 의사교육을 시작했다. 50명을 대상으로 청각전문교수를 초빙한 교육과정을 개설했다. 과정 전체를 주관한 김규상, 이지호의 공헌이 컸다.

안전보건공단 교육원은 산업안전보건 관련 교육을 지속적으로 하고 있었다. 그러나 교육 대상은 산업안전, 위생, 간호 등을 대상으로 하고 의사에 대한 교육은 없었다. 당시에 학회에 교육과정이 있었지만 전공의에 대한 의무교육이고 전문의에 대한 교육은 없었다. 이에 산업안전보건교육원에 산업의학 전문과정을 개설했고 교과구성은 산업안전보건연구원 직업병연구센터에서 담당했다. 1999년 2월에 2박3일 과정의 제1회 산업의학 전문과정을 구성했다. 주제는 중독성질환이었고, 직업환경의학 분야에 필요한 임상분야에 권위자들을 강사로 초빙했다. 중독성질환/물리적인자/호흡기질환/직무스트레스와 근골격계질환을 주제로 4년을 주기로 하는 강좌를 구성했다. 대상은 대학, 검진센터나 사업장에서 근무하는 직업환경의학과 전문의였다. 반응이 좋았다. 전공의들도 참여하게 해 달라는 요청이 쇄도했다. 8월에 추가 강좌를 개설했다. 이후 매년 2, 8월에 2박3일의 강좌를 개설했다. 직업환경의학분야 전문의들의 경력이 쌓이고 직업환경의학회의 연수강좌가 강화되고, 전공의들의 자체연수 과정이 생기면서 안전보건연구원의 연수강좌는 전공의들이 주로 참여하게 됐다. 산업의학전문과정은 과정 개설 횟수(연 2회)와 수강자 수에 비해 외부 강사를 많이 초빙해야 해서 비용이 많이 드는 과정이었다. 마침 2007년 안전보건교육과정 내부 조정과정에서 수강생들이 평가하는 교육평가점수가 낮게 나오자 교육원은 이 과정을 폐지시켰다.

직업병 인정기준

산업보건연구원 설립 배경 중의 하나가 직업병을 정확히 진단하기 위함이었다. 당연히 산재보험법의 직업병 인정기준을 정비하는 것이 필수적이었다. 1993년 이황화탄소 직업병 인정기준을 정리한 것을 시작으로, 당시 노동부 재해보상과(과장 정종수)의 요청에 의해 대학과 산업보건협회에 발주됐던 직업병 인정기준 연구용역안을 바탕으로 직업병 인정기준을 정리했다. 1993년에 이황화탄소, 석면, 크롬, 카드뮴, 디이소시아네이트, 진동신경염 인정기준을 제개정했고, 1994년에는 세계 최초로 뇌심혈관계질환 인정기준을 제정했다. 요통, 소음성난청, 트리클로로에틸렌, 망간, 벤젠, 납, 수은 등에 대한 인정기준을 제개정했다. 이때의 인정기준이 현재의 직업병 인정기준의 틀을 이루고 있다.

1999년에는 당시 논란이 되던 진폐증과 폐암의 관계에 대해, 진폐증 환자에 대한 전수조사(최병순 연구원)로 원발성 폐암이 진폐증 환자에서 높은 유병률을 보인다고 보고했다. 노동부(산재보험과장 정철균)는 이들 근거로 원발성 폐암을 진폐증의 합병증으로 업무상 질병 인정기준에 포함시켰다. 1999년에는 그간의 역학조사 결과를 바탕으로 노동부에 직업병 인정기준 개정을 요청하였다. 연구원의 요청안은 2000년 서울대(강대희)의 연구검토를 거쳐 개정됐다. 트리클로로에틸렌에 의한 스티븐스존슨증후군 등 새로운 직업병이 인정기준에 포함됐다. 납중독의 인정기준도 60 ug/dL에서 40 ug/dL로, 벤젠의 인정기준은 40 ppm・year에서 10 ppm・year(자료가 없는 경우 1 ppm・year) 로 변경됐다. 한편, 노출기준은 석면이 2개/㎤에서 0.2개/㎤로, 벤젠이 10 ppm에서 1ppm으로 강화됐다.

법원의 사실조회

산재로 신청한 질병이 업무상으로 인정되지 않으면 법원에 소송을 제기할 수 있다. 판사나 원고측 또는 피고측 변호사는 법원을 통해 관련 전문가나 기관에 사실조회를 의뢰한다. 현재는 의학적인 것은 대한의학회에 요청하고 의학회는 내용에 따라 관련 학회에 배정한다. 직업환경의학회도 최근 들어 법원의 사실조회 요청이 있어 답변을 하고 있다. 산업안전보건연구원에는 1998년부터 법원에서 사실조회 요청이 오기 시작했다. 1998년에 24건, 1999년에 31건, 2000년에 35건이 의뢰됐다. 이후 매년 30여건의 법원 사실조회에 응답하고 있다.

맺는 말

산업안전보건연구원은 산업보건의 기초가 취약했던 시절 정부에 의해 설립되어 한국의 직업환경의학은 물론 산업안전보건 전반의 성장에 크게 기여했다. 이제는 각 대학의 직업환경의학과나 산업보건 관련학과의 역량이 크게 성장해서 산업안전보건연구원의 영향력이 과거에 미치지는 않는다. 하지만 여러 선진국과 마찬가지로 공공의 연구기관으로서 한국의 산업보건 발전에 중심 역할을 담당하고 있다.

직업병 사건에 대한 복기

제1절

학회원과 함께 했던 안전보건연구원의 직업병 역학조사

김은아 (산업안전보건연구원)

직업성질환 역학조사는 산업안전보건연구원의 업무 중 우리 학회와 가장 친숙한 사업이다. 1999년 2월에 직업성질환 역학조사가 의원입법으로 산업안전보건법에 근거를 마련하기 이전부터도 산업안전보건연구원은 내용적으로 동일한 조사를 이미 시행해 오고 있었으며, 법적 근거가 마련된 뒤에는 더 활발하게 역학조사를 시행할 수 있었다.

안전보건연구원의 역학조사는 1-2년에 걸친 단면조사, 수년에 걸쳐 진행되는 중장기 역학조사도 있지만, 근로복지공단에서 자체조사가 어려운 사안이 상시적으로 요청되는 경우가 많은데, 이러한 역학조사에는 산업안전보건연구원의 직원으로 있는 연구위원 뿐 아니라 여러 기관들에 재직하는 직업환경의학회 회원들이 사례를 보고해 조사의 단초를 마련하거나, 조사과정에 많은 도움을 줬다. 이러한 도움은 안전보건연구원의 역학조사가 시작되는 동력이 되기도 했으며, 어려울 때 손을 보태어 추진력을 제공했고, 같은 질병이 반복되지 않기 위한 후속사업에도 힘이 되어 줬다.

1992년, 산업안전보건연구원이 직업성질병과 관련된 조사를 시작한 이래, 조사의 시작과 진행, 후속조치를 함께 하신 분들을 모두 나열하기엔 이 지면이 한정되어 있으며 필자의 기억도 한계가 있으므로, 필자가 기억하는 몇 가지를 적어보고자 한다.

학회원들이 산업안전보건연구원의 역학조사 계기를 마련해주었을 뿐 아니라, 조사에 함께 참여하여 진행에 큰 힘을 보태 주었던 대표적인 사례로 망간에 의한 파킨슨증후군 역학조사를 들 수 있다. 망간에 의한 파킨슨 증후군은 오늘날 직업환경의학 전문의라면 잘 아는 질병이다. 지금은 용접공 등 망간노출가능성 있는 노동자에서 특정 신경이상소견이 있으면 즉시 직업성 파킨슨증후군을 의심하기 시작한다. 그러나 1990년 전까지는 우리나라에서 망간에 의한 파킨슨증후군으로 알려진 사례가 없었다.

1991년 가톨릭산업의학센터의 박정일 교수는 망간철 분쇄 노동자자 4명에서 언어장애, 수지진전, 소자증, 보행 장애 등을 보고했다. 1994년에는 동국대학교 김지용 교수는 망간제조업 노동자에서 여러 신경증상이 대조군에 비해 높다고 보고했다. 그런데 1996년에 포항선린병원의 홍영습 교수는 망간 노출자에서 뇌자기공명 영상의 고신호 강도가 높게 나타남을 보고했고 이들의 망간중독 여부가 논란이 됐다.

이에 망간 노출자들의 산재 조사 요청이 증가하게 되자, 고용노동부는 산업보건연구원에 직업병유소견자 발견에 따른 역학조사를 의뢰하게 되었다. 산업안전보건연구원은 작업환경평가, 생물학적 모니터링, 신경계 조사, 설문조사, 신경행동검사, 자기공명촬영 등을 포함한 전국 규모의 종합적 역학조사를 시행했다. 전국조사인 만큼 인적 물적 역량을 확보하기 위해 임현술, 정해관 교수를 외부 연구원으로 위촉했고, 이 분들은 당시까지 새로운 검사법인 신경행동검사를 주관하고 큰 도움을 줬다. 이 역학조사를 통해 망간중독에서 자기공명영상검사의 의의가 새롭게 밝혀졌다.

역학조사는 다양한 이해관련자들이 주시하고 있으므로 진행과정에서 여러 어려움에 봉착할 수 있다. 그 때마다 직업환경의학회 회원들이 적절한 자문을 해줘 조사의 깊이를 더했다.

대표적인 사례가 타이어제조업 역학조사였다. 2007년에 시작된 타이어제조업 역학조사는 심장성 돌연사와 각종 암으로 인한 사망에 대해 작업환경이 영향을 미치는지를 밝히기 위해 사망률 및 발생률을 조사했다. 이 조사는 전통적인 유해 화학물질뿐만 아니라 작업강도, 교대제, 직무스트레스와 같은 새로운 작업환경 조건에 대해 조사해야 했고, 질병 발생 위험률, 발암물질 노출평가 등의 결과에 대한 해석을 다각도로 해야 했다. 직업환경의학회 회원들 다수가 자문단으로 참여해 역학적 해석에 있어 다양한 시각을 부여해 줬다. 자문단은 보고서에 실릴 문구들을 신중히 검토하고 과학적, 논리적인 결론을 도출할 수 있도록 도왔다.

2006년에 시작하여 3년 이상 수행된 여수광양 석유화학공단 역학조사도 비슷한 과정을 거쳤다. 석유화학공단 노동자들의 건강문제가 화학물질 노출과 관련이 있을지도 모른다는 추정은 오래 전부터 제기되어 왔다. 산업보건연구원이 1996년부터 실시한 작업환경실태조사에서는 대부분의 공정에서 노출수준이 기준미만으로 나타나 특이한 위험을 발견해 내지 못했다. 그러나 2006년부터 시작된 역학조사는 그간 하지 못했던 대정비작업 등 단기간에 화학물질 노출이 높은 작업시기를 조사했다. 건설근로자로 분류되는 화학공장 저장탱크를 정비 보수하는 작업자들이 벤젠이나 1,3-부타디엔에 많이 노출되는 것을 파악할 수 있었다. 직업환경의학회 회원들이 조사 방법, 평가 방향, 결과 해석 등 많은 부분에서 자문을 해 줘 역학조사를 차질 없이 수행할 수 있었다.

안전보건연구원에서 수행한 직업성질환 역학조사에는 여러 대학이 참여해 왔다. 2000년부터 2016년까지 안전보건연구원이 수행한 1,700 여건의 역학조사 중에서는 240여 건은 직업환경의학회 회원들이 함께 참여했다. 조사 대상 질환은 백혈병, 림프종, 직업성천식, 브롬화메틸중독, 석면폐증, 악성중피종, 백반증 등 전형적인 직업성 질환 뿐 아니라, 뇌종양, 만성신부전, 골수섬유화증, 대사성 뇌병증, 안구건조증, 긴장성 기흉, 상세불명성 두드러기, 허혈성심장질환, 망막중심동맥폐쇄 등 등 일반인에서도 흔한 질환인 경우도 많았다. 전신성홍반성루푸스 같은 희귀한 질환, 범불안장애, 공황장애, 양극성 질환과 같은 정신질환도 대상이었다. 보일러실 근로자의 산소결핍, 목욕탕 청소노동자의 온수욕조폐 같은 질환도 있었다. 대학이 참여했던 많은 조사 사례는 직업환경의학회지에 사례보고 논문으로 게재됐다.

산업안전보건연구원과 역학조사를 함께 해 준 40분의 교수[30]에게 감사드린다.

---

30) 강대희 강동묵 고재우 김세영 김소연 김수영 김영기 김인아 김정연 김정원 김형렬 노상철 류현철 민경복 박소영 박재범 손준석 손지언 송재석 송한수 송혜란 심창선 안진홍 예병진 원종욱 윤간우 이정배 이지호 이철호 이현재 이화평 임형준 전만중 정경숙 정최경희 정해관 주영수 채창호 최원준 홍윤철

제2절

산업보건 발전의 시발점 원진레이온 집단 직업병 발병

임상혁 (녹색병원 노동환경건강연구소)

원진레이온은 1962년에 5·16 군사정부가 주도한 '제1차 경제개발 5개년 계획'에 따라 인견제품 및 원면 수입 대체산업의 육성을 위한 인견사 생산 공장 건설계획에 따라 현재의 경기도 구리시에 설립됐다. 1963년부터 1966년에 걸쳐 일본 도레이 레이온사에서 사용하던 중고 방사기계(1956년 일본제작)를 들여왔다. 1966년부터 1일 생산량 15톤 규모로 인견사를 생산하기 시작했다.

당시 국내 직물업계는 인견사(레이온사)를 전량 수입에 의존하고 있었고, 동남아시아 지역에서 인견사 수요가 증가하고 있어 레이온 사업의 전망은 밝아 보였다. 그러나 원진레이온이 인견사 생산을 시작하면서 나일론, 테트론 등 화학섬유 사용이 증가하면서 주요 수출 지역인 동남아권의 판로가 막혔고 원화의 약세로 환차손까지 겹쳐 원진레이온의 경영이 악화됐다. 결국 1968년 10월에 1차 부도가 나고 1979년 2차 부도로 산업은행이 법정관리를 하게 됐다.

정부와 산업은행은 계속되는 적자와 직업병 문제로 1992년 5월 원진레이온을 매각하여 민영화하려고 했으나 인수 기업이 나서지 않아 1993년 7월 10일 폐업 처리했다. 원진레이온의 근로자수는 1970년 말까지 약 3,000명에 이르렀으나 법정관리가 된 이후 1983년에 1,500명으로 감소했고 1993년 폐업 당시에는 811명이 남아 있었다. 원진레이온이 폐업된 후 설비는 1994년에 중국 단둥에 위치한 '화학섬유공사'로 매각했다. 중국은 이 설비를 다시 북한으로 매각했다는 설이 있으나 확인되지 않고 있다.

1993년 7월 원진레이온이 폐업한 후 노동자들이 투쟁을 해 산업은행으로부터 기금을 마련했다. 이 기금으로 "원진직업병관리재단"라는 비영리법인을 만들었고, 직업병 전문병원 건립 기금을 확보해 구리시에 원진녹색병원을, 서울시 면목동에 서울녹색병원[31]과 노동환경건강연구소를 개설했다.

원진레이온에 최초의 직업병 환자가 발생한 때는 1981년이었으나 사회적으로 문제가 된 시기는 1987년에 제기된 4인 진정사건이 사회문제로 된 1988년이었다. 이때부터 원진레이온에 근무하는 방사과 근로자들에게 특수건강진단이 실시됐고 방사과에 대한 작업환경측정이 시작됐다. 회사 측과 피해근로자 측이 각각 3인의 전문가를 추천하여 6인 판정위원회를 구성했다. 1989년에 35명, 1990년에 34명이 직업병으로 인정받아 요양 치료와 함께 회사로부터 보상금을 받았다.

1991년에 뇌출혈이 발생한 김봉환씨가 산재로 인정을 받지 못하

---

31) 편집자 주: 서울녹색병원 건물은 1979년에 YH무역이라는 가발제조업체 건물로, 나중에 서울기독병원이 되어 이황화탄소 중독 환자들이 치료받던 건물이다. YH무역사건은 1979년 8월 사업주가 갑자기 폐업을 하자 근로자들이 생존권 수호를 위해 신민당사에 진입하여 농성하던 것을 경찰 진압과정에서 노조간부가 추락사 한 사건이다. 이것은 김영삼 신민당 대표의 제명사건으로 비화됐고, 부마항쟁의 도화선이 됐고 이어 10.26.사태가 발생했다.

자 인도주의실천의사협회의회 회원을 비롯한 시민사회단체가 100일간의 농성을 했고 결국 산재로 인정받았다. 김봉환씨 사건을 계기로 1991년 8월에 서울대 보건대학원이 원진레이온에 대해 이황화탄소 중독 역학조사를 실시했고, 중독자 42명, 중독 의심자 85명을 발표했다. 1993년 2월에 한국산업안전공단 산업보건연구원은 서울 팔레스호텔에서 임상의학전문가를 초청한 직업병심의위원회를 개최해 대한산업의학회, 서울대보건대학원, 인도주의실천협의회가 제시한 이황화탄소 직업병 인정기준을 검토했고, 의견을 조정하여 산업보건연구원이 최종안을 마련했다. 1993년 5월에 이황화탄소 중독 인정기준이 개정됐고, 이것은 현재까지 인정기준으로 사용되고 있다.

원진레이온 산재환자는 첫 직업병 판정이후 2018년 현재까지 910명이 직업병으로 산재승인을 받았고 그 중 222명이 사망했고 현재 688명이 생존해 있다.

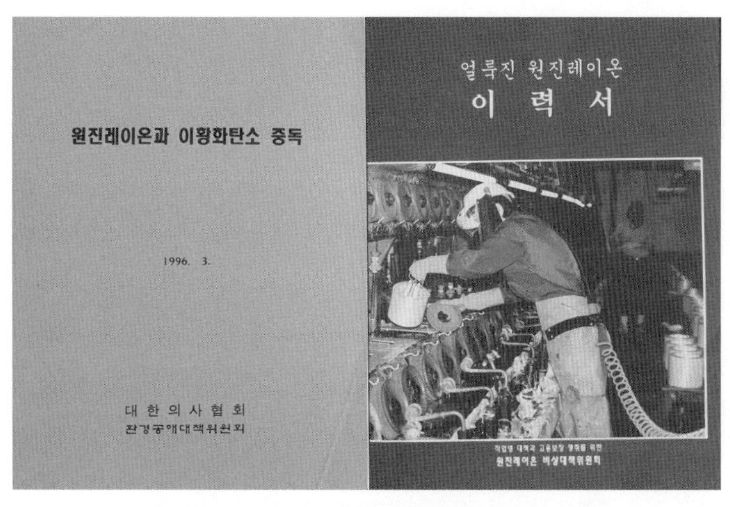

원진레이온 보고서_의사협회, 원진비대위 (제공 강성규)

원진레이온사건은 발병과 직업병 인정과정 그리고 산재보험에 의한 승인까지 한국의 산업보건 역사에 중요한 의미를 갖는다.

첫째, 노사 추천 전문가에 의한 판정위원회가 만들어졌고 별도의 보상체계가 만들어졌다. 판정위원회가 6인에서 4인으로 바뀌고 원진레이온이 폐업한 뒤로 보상금 지급 주체가 원진직업병관리재단이 되는 등 변화가 있지만 기본 틀은 지금까지 존중되어 왔다.

둘째, 최초의 직업병 역학조사가 시행됐고 업무상 질병 인정기준이 개정됐다. 인정의 기본 요건이 '명백한 인과관계'에서 '상당한 인과관계'로 바뀌었다.

셋째, 1991년에 '직업병예방종합대책'이 수립됐고 이 계획에 따라 전문기관 설립, 인력 양성, 연구 지원이라는 목표가 설정됐다. 정부는 노동자 건강을 다루는 부서가 과단위에서 국으로 승격됐고(안전보건국 신설), 연구기관(산업보건연구원)이 설립됐다. 산업의학전문의 제도가 신설됐고, 국내외에서 산업의학 인력을 양성하기 위한 장학금이 조성됐고, 1992년부터 2억 원[32]을 확보하여 학계에 연구비로 지원했다.

넷째, 안전보건의 한 주체인 노동조합이 중심이 되어 스스로 전문가들을 동원해 안전과 건강 실태를 조사하고 대책을 연구하고 조합원을 교육했다.

마지막으로 가장 중요한 변화는 사회적으로 직업병에 대한 인식을 변화시킨 것이다. 직업병은 자기 일이 아니라고 생각하던 많은 사람들이 업무와 질병의 관계에 대해서 새로운 시각을 갖게 됐다.

---

32) 편집주: 한 과제에 2,000만원씩을 지원했는데, 1992년 당시 교육부나 다른 정부부처의 연구비는 500여만 원을 넘지 않았기 때문에 아주 큰 연구비였다.

제3절

한국에서 세계 최초의 직업병이 나타나다: 2-브로모프로판에 의한 생식기능장해

박정선 (대구가톨릭대학교)

조립부서 여직원들에게 월경이 사라지다

1995년 봄, 양산 ㈜엘지전자부품회사의 텍트스위치 부품조립부서 여직원들이 보건관리실에 와서 월경이 사라짐을 호소하기 시작했다. 이 사건은 지방지에 기사화됐고, 8월 19일에는 한겨레신문에 '유기용제 집단중독증세'로 보도됐다. 당시 이 부서에는 남자 8명, 여자 25명이 하루 24시간을 맞교대로 근무하고 있었다. 1994년 2월부터, 이전에 사용하던 프레온 113의 대체물질로 솔벤트 #5200 (주요성분은 2-브로모프로판)을 새 침지액으로 사용하고 있었으며, 회사는 이 물질이 인체에 무해한 줄 알고 일본에서 수입했다.

유해성을 몰랐던 근로자들은 맨손을 침지액에 담그고 몸을 숙여 침지액에 거의 코가 닿을 정도로 작업을 하는 적도 있었다. 임상진단 결과 22명(남자 6명, 여자 16명)의 근로자에서 난소부전, 정모세포이상, 범혈구감소증이 나타났다.

역학조사반은 작업 중 노출된 침지액에 과다 노출되어 유기용제 집단중독증세가 발생했고 원인물질은 2-브로모프로판이라고 추정했다.

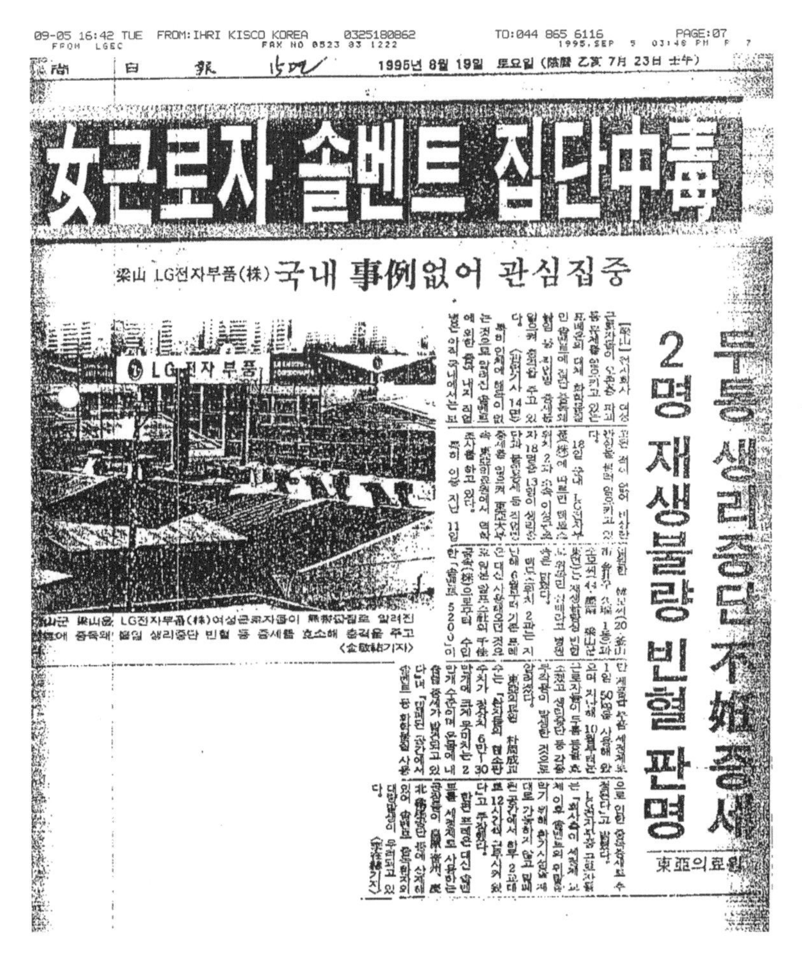

09-05 16:42 TUE FROM:IHRI KISCO KOREA 0325180862 TO:044 865 6116 PAGE:07

1995년 8월 19일 토요일

女근로자 솔벤트 집단中毒

梁山 LG전자부품(株) 국내 事例없어 관심집중

두통 생리중단 不妊 증세

2명 재생불량 빈혈 판명

梁山 LG전자부품(株) 여성근로자들이 ... 생리중단 빈혈 등 증세를 호소해 충격을 주고 〈金敏植기자〉

양산 솔벤트 집단중독 관련 경상일보 기사 (제공 박정선)

역학조사는 빠르게 시작됐다

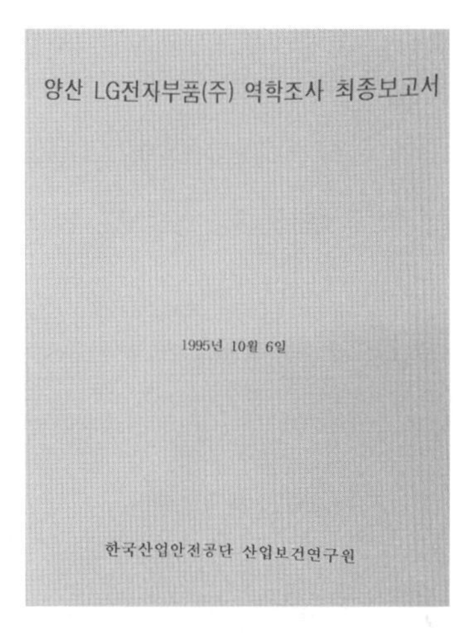
양산 LG전자부품(주) 역학조사 최종보고서

1995년 10월 6일

한국산업안전공단 산업보건연구원

양산LG전자부품 역학조사보고서
(제공 강성규)

1995년 8월 20일(일) 김포국제공항 입국장 앞. 필자(당시 산업보건연구원 산업의학연구실 수석연구원)는 일본 동경에서 열린 과로사와 관련된 한 모임에 참가하고 귀국하던 길이었다. 마중 나오기로 한 남편을 찾고 있는데, 뜻밖에도 문영한 산업보건연구원 원장(2008년 작고)이 반갑게 손짓하며 다가오셨다.

언론보도 뒤 노동부는 즉각 연구원에 역학조사를 의뢰했고, 문영한 원장은 연구원 전체 차원의 역학조사반을 꾸렸다. 필자에게 총괄반장을 맡겨 즉시 현지 조사(경남 양산)를 가도록 명령하기 위해 남편에게 수소문해 공항에 나오셨던 것이다. (휴대폰이 없던 시절이었기에 벌어진 풍경이었다.) 건강조사팀은 직업병진단센터의 김양호(현 울산대 교수), 작업환경조사팀은 산업위생연구실의 박동욱(현 방송대 교수)에게 각각 팀장을 맡겼다.

'세계 최초'를 규명하는 어려운 과제: 역학조사반원들의 노력과 정부의 지원이 이를 가능케 했다.

집에 도착하자마자 제한적인 기본정보만을 토대로 조사계획을 수립하고, 생식기능 및 조혈기능장해 문진에 필요한 설문조사지를 만들었다. 동아대학병원에 입원해 있던 환자와 주치의를 제일 먼저 만나기로 약속했다. 김양호 교수[33]는 일본에 물질안전보건정도(MSDS)를 긴급 요청했고, 일본산업의학총합연구소의 히사나가 박사[34]에게 일본의 유사 사례를 찾아주도록 부탁했다.

다음날 (월요일) 아침, 김양호 교수와 부산에 가서 재생불량성 빈혈로 입원한 두 명의 환자와 주치의를 면담하고, 양산으로 이동하여 회사 관계자로부터 해당공정 및 환자발생 과정에 대해 설명을 받았다. 박동욱 교수는 이미 회사에 도착하여 안전공단 울산지사 직원들과 함께 작업환경에 대한 정보를 파악하고 작업환경평가 계획을 수립하고 있었다. 연구원장이 원하던 바대로 조사가 빠르고도 체계적으로 진행됐다.

생식기능장해의 특성을 고려하여 본인도 모르는 잠재 환자를 포함한 전체 환자 규모를 파악하기 위해 임시건강진단을 실시하도록 했다. 퇴직자, 부서이동자까지 포함한 관찰군과 이에 적합한 비교군을 선정하는 것은 결코 쉬운 일이 아니었으며, 그동안 검진 대상도 아니었던 생식기능장해에 대한 검사항목을 새로이 선정하는 것 또한 쉬운 일은 아니었다.

양산에서의 역학조사 첫날, 기자들과 많은 사람들이 회사 정문 앞에 운집해 있었다. 역학조사반장으로서 첫 번째 조치는 언론과의 창

33) 일본 구마모토대학에서 수학하고 박사학위를 취득하여 일본에 지인이 많았다.

34) 한일협력사업의 일본 측 자문관으로 1994년8월부터 1995년 7월까지 산업보건연구원에서 근무했다.

구 일원화이었으며, 이를 통해 잡다한 추측성 보도를 예방할 수 있었다. 공단 본부와 노동부의 우려를 불식시키고 담당국장을 설득하여 정확한 정보를 빠르게 국민들과 공유하고자 했으며, PD수첩과의 인터뷰에도 응했다.

인과성이 확인됐음에도 결과를 쉽게 받아들이지 못하던 당시 한국의 산업의학 학계

이제까지 전 세계적으로 독성이 밝혀지지 않았던 물질이 원인물질로 지목됐고, 대기업에서 발생한 사고이었으므로 단지 통계적 연관성만으로 근로자들의 질병을 직업병으로 단정하기에는 곤란한 상황이었다. 그래서 조사 결과가 가설 추정으로 종결되지 않도록, Hill이 제시한 역학적 인과관계를 증명하는 기준에 부합하게 조사를 설계하고 실행했다. 나중에 연구원에서는 독성시험을 하여 실험적으로도 독성을 입증했다.

그러나 당시 한국의 산업의학계는 역학조사결과를 인정하지 않는 분위기여서 바로 논문으로 정리하여 산업의학회지에 투고했으나 게재불가 통보를 받았다. 세계 최초의 사례를 논문으로 게재해 준 저널은 일본 산업의학회지인 Journal of Occupational Health(JOH)였다. 1996년 9월 개최된 스톡홀름 ICOH대회에서 JOH 편집위원장이 필자의 발표를 듣고 게재 초청편지를 보내왔기 때문이다.

김양호 교수는 환자들의 임상적 특징에 대해 사례보고 논문 형태로 Scandinavian Journal of Work Environment and Health에 게재했다. 이 논문을 참고로 하여 2-브로모프로판은 생식독성물질이라는 것이 Textbook of Clinical Occupational and Environmental Medicine (2004)에 수록됐다.

남기고 싶은 말

유해성에 대해 아직 잘 모르는 새로운 물질에 대해 MSDS의 해당 부분이 비어 있음을 보고 유해성이 없는 물질로 오해하는 경우가 더러 있다. 유해성을 모르는 물질을 새로 사용하기 보다는 독성이 강한 물질이라 하더라도 알면서 잘 방비하고 사용하는 것이 차라리 안전할 수 있다는 것이 이 조사결과가 주는 교훈이다.

원인규명을 위한 집단역학조사는 어떤 선입견 없이 원칙대로 임하는 자세가 중요하다. 이미 사회적으로 큰 관심이 집중된 상황에서 진행되는 역학조사는 무엇보다 차분하고 초연한 자세 유지가 중요하다는 점을 앞으로 또 다른 원인규명을 위한 집단역학조사를 담당할 후배들에게 당부하고 싶다.

제4절

석면 사용에서 폐기까지: 학회가 시민단체와 정부와 함께 한 길

강동묵 (양산부산대학교병원)

석면은 직업보건을 하는 전문가들이 가장 많이 접하는 유해인자다.

한국에서 석면 사용의 역사는 일제 강점기까지 올라간다. 문헌상으로 확인되는 한국 최초의 광산은 1938년에 시작한 충청남도 홍성군 광천읍의 광천광산이다. 광천광산은 동양 최대의 석면광산으로 알려져 있다. 일제에 의해 석면광산이 개발된 주요한 이유는 제2차 세계대전에 사용된 군함을 건조하기 위한 목적이었다. 해방 당시 한국의 석면광산은 총 28개였고, 이후에 최대 42개까지 개발됐던 것으로 보인다.

최초로 석면을 사용했던 공장은 서울 용산 소재 아사노 슬레이트였다. 해방 이전에 가동했다가 중단된 후 1958년에 한국스레트공업으로 재 가동됐다. 슬레이트 공장은 1952년 부산 영도에서 제일스레트공업이, 1958년에 서울 영등포에 금강스레트가 설립됐다. 1969년에 수원 서둔동에서 시작한 금강, 1972년 대전 태평동에서 시작한 벽산 등도 초기부터 석면을 사용하여 슬레이트를 생산했던 사업체들이다.

석면노출이 가장 높은 산업은 석면방직산업으로, 이중 가장 규모가 크면서 최초에 설립된 곳은 1969년 부산 연산동의 제일화학이다. 기타 중소규모의 사업장에서 자동차 브레이크 패드 제조 용도로 석면을 사용했다.

석면관련 산업의 노출원을 파악하는 것은 거기서 일한 노동자들을 동정하고 과거 노출력을 추정한다는 점에서도 중요하지만, 환경성 석면문제를 해결하고 이해하는데 매우 중요하다. 필자는 석면 노출원을 찾기 위해 1923년부터의 조선총독부에서 발간한 조선의 광산 보고서부터 미국 지질학 연구, 정부 수립 이후의 공단 자료, 석면피해 신청자들의 인터뷰 자료, 과거 석면을 수입해서 전국에 판매했던 주요한 사업자들 인터뷰 등의 자료를 7년간 수집했다. 모아진 자료는 정리하여 2016년에 논문으로 출간했다. 그간 국내에서 생산되거나 수입된 것으로 확인된 석면은 총 230만 톤이었고, 사용했던 사업장은 광산, 제조업 공장, 조선소, 화력발전소, 재개발현장 등 전국에 총 1,480여개 정도로 파악했다.

석면은 2000년대 초반부터 거의 사용되지 않다가 2009년에 몇 가지 예외규정을 두고 사용과 유통이 전면 금지됐다.

공식적으로 최초의 석면에 의한 직업성 암은 1993년에 제일화학에서 발생해 산업보건연구원의 역학조사에 의해 업무상 질병으로 인정된 악성중피종이다. 1995년에 내과학회지에 보고됐다.

악성중피종은 석면 노출에 의해 발생하는 특징적인 암이지만 1990년대까지 진단이 쉽지 않았다. 흉막의 전이암이 악성중피종으로 진단되거나 악성중피종이 전이암으로 진단되는 경우가 많았다. 하지만 악성중피종은 희귀한 암으로 대부분 병리학적 진단을 거친다는데 착안하여 산업안전보건연구원은 2001년부터 병리학전문의 네트워크로 구성된 악성중피종 감시체계 연구(책임자 연세대 원주의대 정순희 교수)를 지원했다. 악성중피종 감시체계는 2001년부터 2013년까지 운영하면서 한국의 악성중피종에 대한 역학, 병리적 특성, 직업 및 환경적 특성 등을 밝혀냈다. 악성중피종의 확진방법도 정립되어 2000년대부터는 악성중피종 진단의 정확도가 매우 높아졌다.

필자가 석면에 대해 관심을 갖게 된 것은 매우 우연한 기회를 통해서였다. 실상 전공의 시절 호흡기내과 파견 중 우연하게 악성중피종 환자를 맞아 환례 논문을 쓴 것이 있기는 하나, 석면은 과거의 문제로 생각하고 그리 큰 관심이 없었다. 그러던 중 2006년 말에 MBC 기자가 찾아와 2005년의 일본의 구보다 쇼크가 한국에서도 가능하지 않을까에 대한 의문을 제기해서 필자는 반신반의하면서 연구를 시작하게 됐다.

기자의 주장은 과거 1990년 MBC 뉴스에 의하면 부산 시내에 석면방직공장이 초등학교 바로 옆에 있었고, 이로부터 시간이 이만큼 지났으니, 일본의 구보타 공장 인근 악성중피종 집단발병의 경우처럼, 부산에도 그러한 문제가 발생할 수 있지 않느냐는 것이었다. 조사결과 석면방직공장 인근 거주 경험자는 비교지역에 비해 10배 정도 높은 악성중피종 유병률이 확인됐고, MBC 저녁 뉴스를 통해 전국에 보도됐다.

이후 환경성 석면문제는 전국을 강타했다. 베이비파우더 사건, 감람석 운동장, 조경석 석면, 지하철 석면과 충청도 지역 석면광산 문제 등 전국 방방곡곡에서 석면은 사회문제화가 됐고, 시민들의 의식도 높아졌다. 2018년 현재도 학교 석면조사와 석면 제거, 슬레이트 지붕 철거 등이 논란이 되고 있다. 이러한 사회문제화는 석면추방운동연합(BANKO)의 역할이 컸는데, 직업환경의학 전문가와 시민사회가 서로 협력하는 대표적인 사례로 남을 수 있다. 시민 사회와 학계의 노력으로 한국 정부는 2009년부터 석면의 생산・사용・유통을 금지했고 2011년에 환경성 석면피해구제법을 제정했다.

2013년 석면추방운동연합(소장 최예용)의 발표에 의하면 석면과 같은 공해산업은 선진국에서 개발도상국으로 이전되어 왔다. 일본은 1971년에 석면을 특정 대기유해물질로 포함시켰다. 이에 일본 니치아스 자회사인 다이츠다공업에서 부산의 제일화학으로 석면 방직기계가 이전됐다. 한국에서도 같은 법이 1991년에 제정되자 석면 방직기계는 한국의 제일화학에서 인도네시아로 이전됐다. 직업환경의학 전문가는 자국민의 직업병을 예방뿐만 아니라 유해물질의 국제간 이동으로 인해 발생할 수 있는 개발도상국의 직업 및 환경성 질환 예방에도 관심을 가져야 한다는 것을 보여준다.

필자는 과거 우리나라 석면방직공장의 노출수준을 간접적으로라도 파악하고, 석면이 환경 노출로 퍼지는 정도를 파악하기 위해 2009년에 언론, 학계, 시민사회와 함께 팀을 꾸려, 한・일・인도네시아 공동연구를 수행하고 2018년에 이를 학계에 보고했다. 한국에서 석면을 사용하는 것은 금지됐지만, 석면에 의한 건강장해를 예방해야 하는 과제는 끝나지 않았다.

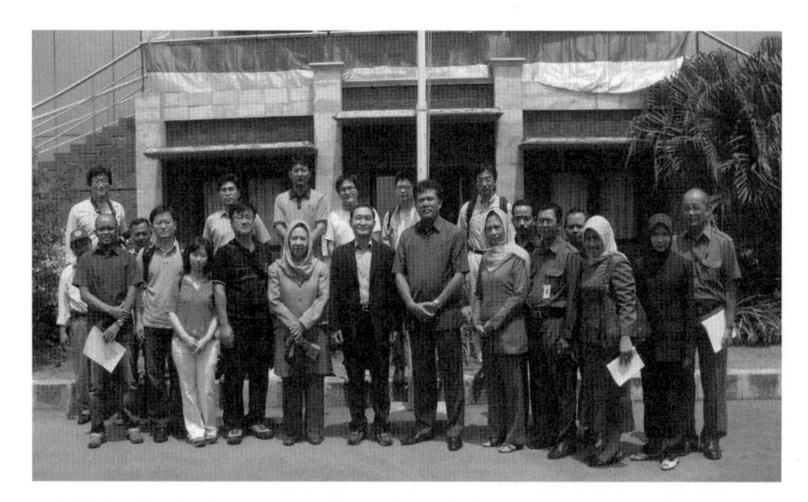

한일인도네시아 공동석면연구단_학계, 정부, 시민단체, 언론으로 구성 (제공 강동묵)

제5절

지난 10년간 반도체업체에서 발생한 백혈병 사건을 경험하며

강성규 (가천대학교 길병원)

반도체 백혈병 사건의 배경과 경과

2006년 가을, 필자가 안전보건공단 산업보건국장으로 근무할 때, 안전보건공단, 교육원에서 직업병에 대한 강의를 마치고 나오는데 한 노무사가 물어왔다. 반도체 작업장에서 근무하던 직원이 백혈병에 걸렸는데 이것도 산재가 될 수 있냐고. 반도체 공장의 백혈병은 들어본 적이 없지만 여러 화학물질을 사용하니 조사해 볼 필요가 있다고 답했다. 이런 경우 산업안전보건연구원이 판단해 역학조사를 해 볼 수도 있지만, 2004년 산업안전보건법을 개정하면서 산보연이 판단해서 역학조사를 할 수 있는 법조항을 삭제해 버려 불가능했다.[35] 기술적으로도 산보연이 불쑥 역학조사를 하겠다는 것보다는 근로자가 직접 산재신청을 하면 외려 조사가 편리해서 일단 산재신청을 해 보는 것이 좋겠다고 조언했다.

한참을 잊고 있었는데, 2007년 6월에 근로복지공단으로부터 산

35) 이론적으로는 역학조사평가위원회가 결의해서 할 수 있었으나 법조항에 규정된 것과 노동부의 지침에 규정된 것은 위상이 다르며, 조사의 결정 주체도 차이가 있었다.

보연에 삼성반도체에서 근무했던 고 황유미에 대한 업무관련성 평가 의뢰가 왔다. 산보연에서 현장조사를 포함한 역학조사를 한 후 2007년 12월 28일 개최된 역학조사평가위원회에 안건이 상정됐는데, 알려진 백혈병 유발물질은 찾을 수 없었으나 같은 작업조(베이)에서 근무했던 근로자가 백혈병이 발병하여 2006년 7월에 사망했다고 했다.

당시까지 반도체 공정의 암 발생에 대한 논란은 있었으나 의견이 모아진 것은 없었고, 2000년대부터는 한국의 산업이 앞서 발달하여 참고할 만한 외국의 연구가 적었다. 평가위원들은 알려진 백혈병 유발물질은 없다 하더라도 드문 사례가 연달아 발생했으니 반도체 산업 전반에 대한 집단역학조사가 필요하다는 의견을 모았다. 고 황유미 건에 대한 판단은 집단역학조사 후로 유보했다. 2008년 한 해 동안 한국의 6개의 반도체 업체 전체 근로자에 대한 역학조사를 수행했다. 2008년 12월 29일에 산보연은 백혈병과 비호지킨림프종의 발병 위험은 높으나 백혈병은 통계적으로 유의하지 않았고, 비호지킨림프종은 조립부서 여성근로자에서 높았다는 역학조사 결과를 발표했다.

2009년 집단역학조사 결과를 근거로 고 황유미의 백혈병은 업무와 관련해서 발생했다는 근거가 없다는 평가위의 의견을 정리해서 근로복지공단에 송부했다. 물론 충분한 근거가 없으므로 업무상 발병으로 인정해야 한다는 소수 의견을 포함해서 보고서를 작성했다. 그 사이 반올림(반도체 노동자의 건강과 인권 지킴이)이 구성되어 역학조사 과정에 대해 이견을 제시하기도 했다. 또한 2008년 4월에 4명의 백혈병 사례가 추가되어 모두 다섯 사례에 대한 평가를 했고 모두 업무와 연관성이 낮다고 판단했다.

근로복지공단은 2009년 5월 질병판정위원회를 열어 역학조사보고서를 참고해 산재신청을 불승인했다. 유가족과 반올림은 이에 반해서 근로복지공단에 심사청구를 했고, 심사청구는 기각됐다(2009.10.). 고용부의 산재보험재심사위원회에 제출된 재심사청구도 기각됐다. 유가족들은 2010년 1월 법원에 근로복지공단을 상대로 행정소송을 제기했다. 행정소송에 삼성전자가 보조참가자로 소송에 참여했다.

2009년 임시국회부터 반도체 백혈병은 가장 중요한 감사 의제가 됐다. 그 사이 반올림은 30여명에게 백혈병을 포함한 희귀질환이 발생했다고 했고, 산보연은 근로복지공단에서 의뢰된 20여 사례에 대해 역학조사를 수행하고 있었다. 과학적으로는 업무와 연관성을 찾을 수 없다는 주장과 다양한 화학물질을 쓰고 안전보호조치도 제대로 되지 않았으니 작업환경에서 발병한 것이 틀림없다는 서로의 주장이 반복됐다.

고용노동부는 반도체 업체의 유해위험성에 대해 제대로 알지 못하니 사업체에게 외부에 용역을 주어 위험성평가를 하도록 했다. 2009년 6월부터 12월까지 서울대 보건대학원에서 반도체업체에 대한 위험성평가를 실시했다. 2009년 10월 정기국회가 국회에서 개최됐다. 한 국회의원은 갑자기 위험성평가 보고서에 의하면 반도체업체에서 사용하던 한 원료물질에서 벤젠이 8.9 ppm이 검출됐다는 결과를 근거로 역학조사에서 벤젠이 불검출 됐다는 것은 잘못됐으니 역학조사를 다시 하라고 압박했다. 산보연은 원료물질에 포함된 것은 0.00089%로 공기 중에서는 무의미한 수치이며 공기 중에서는 직업적으로 유의미한 수준의 벤젠은 검출되지 않았다고 답변했다.

2010년 산보연은 검출한계를 낮추어 반도체 공장의 공기 중 벤젠을 다시 측정했다. 반도체 공장의 공기 중 벤젠의 농도는 0.0005 ppm 수준으로 환경부에서 측정한 번잡한 도로변의 수준보다 낮았다.

2010년 삼성전자는 미국의 상업적 환경평가기관인 인바이런에 환경측정과 누적노출량 추정을 의뢰했다. 인바이런은 2011년 7월 반도체 공장의 노출수준은 낮았고 누적 노출수준도 낮았다고 발표했다. 반올림은 인바이런은 사업주 편향적인 조사를 수행한 경력이 있음을 들어 조사 결과의 신뢰성에 의문을 제기했다.

행정법원에서는 2011년 6월 최초 다섯 사례 중 한 작업조에서 근무했던 황유미와 다른 근로자의 백혈병에 대한 산재불승인은 취소하고(산재로 인정), 다른 세 사례의 소송은 기각했다. 유족 측이나 근로복지공단 모두 항소를 했다. 삼성전자는 보조참가를 취소했다. 고등법원은 2014년 8월 황유미 등 두 명에 대해 불승인 취소 판결을 확정했다. 한편 법원에서 두 사례의 백혈병이 업무상 질병으로 인정된 후 근로복지공단에서는 2012년 4월 처음으로 재생불량성빈혈에 대한 산재신청을 승인했고 이후 유방암, 악성중피종 등을 인정했다.

반올림의 자료에 의하면 2016년 12월 기준으로 삼성전자 60명을 포함하여 모두 83명의 반도체 관련 업체에서 산재신청을 해서 7명이 근로복지공단으로부터 승인을 받았고, 22명이 소송을 제기하여 5명의 처분취소(근로자가 승소)와 6명의 기각(근로자 패소)이 확정됐다.

유가족과 반올림은 오랜 기간 농성을 하며 반도체에 근무하다 희귀질병에 걸린 근로자들을 산재로 인정하라고 요구했다. 결국 삼성전자와 반올림이 협의하여 반도체 문제를 해결하기 위한 조정위원회가 구성됐고 조정위원회는 2015년 7월에 삼성전자의 사과와 보상을 권고하는 조정의견을 냈다. 삼성전자가 조정안에 반해 자체 보상을 시작하자 2015년 10월 반올림은 노숙농성을 시작했다. 2018년 8월 삼성전자는 조정위원회의 재조정안을 무조건 수용하겠다고 발표했다.

반도체 백혈병 사건이 주는 교훈

반도체의 백혈병 사건은 원진레이온 이황화탄소중독이 한국의 산업보건에 미친 영향만큼이나 근로자 건강보호에 대한 사고의 지평을 높였고, 새로운 화두를 던졌다. 앞으로 시간이 더 지나면 어떻게 될지 알 수 없지만 현재로서는 반도체 업종의 작업환경과 백혈병 등 희귀질환의 연관성에 대한 확실한 근거는 없다. 그럼에도 불구하고 삼성전자의 백혈병 등의 문제가 사회적으로 논란이 된 이유는 무엇일까?

필자는 크게 두 가지 요인이 있다고 생각한다.

기술적 요인으로는 신산업의 불확실성이다. 이제까지 직업병 문제는 선진국에서 경험한 산업에서 발생하는 것이었다. 이미 선진국에 근로자 건강에 대한 사례와 조사 연구 결과가 있어 이를 따르면 됐다. 반도체 산업은 한국이 세계에서 가장 앞서 있다. 그러면서 많은 종류의 화학물질을 사용한다. 사용되는 화학물질의 독성 정보에 대해 다 알지 못한다. 이런 경우 사업장에서 선도적으로 조사하고 연구하고 분석했어야 하는데, 한국에서는 그저 작업환경측정과 건강검진만 하고 있었다. 불확실성은 증폭되어 불안감으로 다가왔다. 미지의 환경에 대해 모두가 불안했다. 이러한 불확실성은 물질뿐만 아니라 산업, 공정 자체에도 존재하고 과거 노출을 재현하는데도 존재한다.

사회적 요인으로는 미완성된 사회보장제도다. 한국은 건강보험, 연금, 고용보험, 산재보험으로 사회보장체계가 설계되어 있다. 어떠한 경우도 사회적 지원을 받을 수 있는데, 딱 하나 부족한 것이 있다. 실업급여는 있는데 상병급여가 없다. 해직되어 소득이 없으면 실업급여를 받지만 질병이 생겨 일을 하지 못하면 아무런 소득보장책이 없다.[36] 업무관련성의 경계가 모호한 질병(직업병)에서는 작은 차이가 극명한 결과를 초래한다. 비용이 많이 드는 희귀질환에서 더 심하다. 누구라도 자신의 질병과 작업환경의 연관성을 의심해 보지 않을 수 없다. 삼성이나 하이닉스가 백혈병 등 일부 희귀질환에 대해 보상을 하는 것은 상병급여의 시초일 수 있다. 이것은 한 두 사업장에서 끝나지 말아야 하고, 한국의 모든 근로자에게 확대 적용돼야 한다.

한국의 산재보험은 더 이상 사업주의 책임보험이 아니다. 이미 사회보장적 요소가 많이 가미되어 있다. 그러므로 환경과 질병에 대한 과학적 연관성과 산재보상이 반드시 일치할 필요가 없다. 과학적 판

36) 유럽 선진국은 대부분 질병이 직업에 의해서 발생하건 그렇지 않건 사회적으로 보호되는 것은 비슷하다. 네덜란드는 극단적으로 직업병이나 일반 질병이나 치료와 보상에서 차이가 없다. 그러나 한국에서는 업무상질병으로 인정되면 치료비와 휴업급여를 받으나 그렇지 않으면 자비를 부담해야 하고 소득도 상실한다.

단을 하는 역학조사 결과와 사회보장적 요소가 있는 산재 보상이 같아야 할 필요가 없다. 과학적 근거가 있으면 당연히 보상해야 하지만, 과학적 근거가 미약하더라도 질병의 희귀성, 재현성, 심각성이 있다면 사회적 합의를 통해 산재로 보상할 수도 있다. 다만 이런 경우, 즉 근로복지공단이나 법원이 산재로 인정하고 보상했다고 해서, 노출과 질병간의 과학적 연관성이 확인된 것은 아니라는 사실도 인정하고 받아들여야 한다.

현재 우리나라 산재보험에서는 이미 일부 사고나 질병[37]에 대해 사회적 합의에 의한 보상을 하고 있다. 과거 산보연의 역학조사에서 과학적 근거가 미약하더라도 사회적 판단에 의해 업무관련성이 있다고 한 적이 있다. 이제 근로복지공단에 질병판정위가 있고 산보연에 역학조사평가위가 있다. 역학조사평가위의 역할은 과학적 근거를 제시하는 것이고, 질병판정위에서는 이를 근거로 사회적 합의를 하는 것이다.[38] 그것이 업무상질병 판정에 대한 사회적 논란을 줄이는 길이다.

37) 예를 들어 회식 중 사고, 통근 재해, 뇌심혈관계질환 등.

38) 사회적 합의 건에 대해서는 사업주 책임부분을 완화해야 한다. 그래야만 사업주의 적극적인 협조를 이끌어 낼 수 있다. 이는 뇌심혈관계질환에서 증명된 바 있다.

제6절

반도체 제조업 근로자의 건강영향 역학조사를 수행하며

김은아 (산업안전보건연구원)

배경

2007년 6월 28일, 근로복지공단으로부터 한 노동자의 백혈병 사례에 대한 업무관련성 평가가 산업안전보건연구원(산보연)으로 접수되면서 산보연의 반도체 제조업 역학조사가 시작됐다. 故 황유미에 대한 조사는 우리나라 대규모 반도체 사업장들에 대한 1년에 걸친 후향적 코호트로 이어졌고, 연관성을 밝히지 못하자 조사결과의 한계와 제한점에 대한 비판을 받았다. 산보연은 집단 역학조사에 대한 비판점을 보완하고자 2019년까지 전향적 코호트로 반도체 제조업을 추적관찰하고 있다. 지난 10년의 세월동안 반도체 백혈병 문제는 직업환경의학은 물론 산업안전보건에 큰 영향을 미쳤다. 역학조사를 실제 수행했던 필자는 이 글을 통해 직업환경의학에 주는 역학조사의 한계와 앞으로의 극복지점을 기술해 보고자 한다.

첫 번째 사례조사

故 황유미의 근무기간은 2003년 10월부터 백혈병이 발병된 2005년 6월까지 약 30개월가량이었다. 당시까지 故 황유미가 이환된 질환, 즉 백혈병 유발 발암요인으로 알려진 것은 국제암연구소 기준으로 벤젠, 전리방사선이었다. 故 황유미가 근무한 공정의 화학물질 사용과 과거 작업환경측정결과를 조사했으며, 발병 당시 근무했던 3라인[39]에 대해 화학물질과 전리방사선에 대한 작업환경측정을 실시했다. 그 결과, 취급 화학물질에 원부자재에서는 림프조혈기계 발암물질을 찾기 못했다. 연구원이 직접 실시한 공기 중 작업환경평가에서도 벤젠 등 백혈병 유발 발암물질을 찾기 못했다. 주변 노출 가능성을 생각하여 故 황유미가 직접 일한 공정은 아니지만, 전리방사선 노출 가능성이 있는 임플란트 공정을 측정해 보았는데, 자연방사선 노출수준의 값에 가까운 수치가 나왔다.

한편, 역학조사를 진행하며 같은 라인의 같은 작업조(베이)에서 일했던 동료 근로자가 동일한 질환으로 사망했다는 것을 알게 됐다. 역학조사평가위원회는 연 2회의 작업환경평가가 故 황유미의 작업환경노출을 다 반영할 수는 없다는 점, 반도체업종의 위험요인에 대해서는 아직 잘 알려지지 않아 미지의 위험요인이 있을 가능성도 있다는 점, 동일 작업 근로자에서 동일한 암질환이 비슷한 시기에 발생했다는 점을 고려하여 개별사례 조사에 의한 판단을 유보하고 한국의 반도체 제조공정 전체의 백혈병 발생 현황 파악을 위한 집단

---

39) 편집자 주: 반도체 업체에서 라인이란 생산 공정의 한 과정을 말하는 것이 아니고 제품 생산공정이 다 들어 있는 건물 또는 빌딩을 말한다. 한 개의 라인에는 수백 명에서 수천 명의 근로자가 근무한다.

역학조사가 필요하다고 결론을 내렸다.

2008년 반도체 제조업 건강영향 역학조사

한국의 대규모 반도체 웨이퍼 제조사업장과 조립사업장 6개사를 선정하여 2008년 3월부터 12월까지 후향적 코호트조사를 수행했다. 코호트는 인사자료를 이용했지만 사업주 제공 자료의 제한성을 고려하여 고용보험 자료를 이용해 보완했다. 인사자료는 근무부서와 부서이동 정도만 기록된 자료로 현장의 공정정보와는 연계할 수 없었다. 반도체 제조업의 공정은 매우 빠르게 바뀌고 부서명도 여러 번 바뀌므로, 한 개인이 특정 공정에 근무한 경력이 보관되지 않았다. 인사자료를 기반으로 가능한 개인의 노출 관련된 정보는 직무(오퍼레이터, 엔지니어 등)구분 정도였다. 최종 인사자료코호트는 약 110만 인·년. 고용보험코호트는 약 130만 인·년이 구축됐다.

조사결과 백혈병과 비호지킨림프종에서 일반인구보다 높은 위험비를 보였는데, 통계적으로 유의한 것은 조립업무를 하는 여성의 비호지킨림프종이었다. 조립업무 여성의 비호지킨림프종의 표준화암등록비는 5.16 (1.68-12.05)으로 일반 인구에 비해 다섯 배 높았다. 여성의 표준화 사망비는 2.05이었으나 통계적 유의성(0.23-2.44)은 없었다. 남성은 일반 인구에 비해 낮았다. 백혈병은 여성에서 표준화사망비가 1.48 (0.54-3.22), 표준화암등록비 1.31 (0,57-2.59)로 일반인구보다 높았으나 통계적으로 유의하지 않았다. 남성은 일반인구보다 낮았다.

조사의 한계와 극복방안

조사결과에 대하여 1) 검정력 2) 직무분류 3) 건강근로자효과에 대한 제한점이 지적됐다.

조사기간을 설립 이후로 하지 않고 조사시점 이전 10년만을 추적 관찰기간으로 해서 관찰인년이 충분하지 않아 검정력이 부족하다는 지적은 당장 해결할 수 없었다. 노출을 추정할 수 있는 1980년대와 1990년대 초중반 시기의 자료는 사업장에 보관되지 않았다. 질병 결과를 볼 수 있는 암등록 자료와 사망등록 자료도 1990년대 이전은 완전히 구축되어 있지 않아, 이를 이용하여 사망률이나 발병률을 계산할 수는 없었다. 한계를 인정하고 전향적 코호트를 구축하여 2019년까지 10년의 추적기간을 추가로 관찰하기로 했다.

특정부서, 특정 공정 등으로 노출을 세분해서 분석하지 않고 크게 묶어 결과가 제대로 나오지 않았다는 지적은 사업장의 인사기록 특성상 불가능한 작업이었다. 우선 각 사례가 특정 부서에서 발생한 집적성은 없었다. 대부분의 사업장이 각 개별 근로자를 직무 노출에 따라 분류해서 관리하지 않고 있다. 업무관련성 평가를 위해 개별 근로자 한 명의 공정별 라인별 근무이력은 본인이나 동료 근로자 또는 과거 관리자에 문의해서 만들어낼 수는 있으나, 이를 전체 근로자들에게 확대하는 것은 현실적으로 불가능했다. 즉 역학조사 시점에 수만 명이 코호트 원들의 과거 근무력을 재구성할 수는 없었다. 그런데 이것이 가능하다 하더라도 발생 환자수가 적어 단위를 세분하면 위험비를 계산할 수 없었다. 그래서 당시 표준화암등록비와 표준화사망비는 FAB과 조립, 오퍼레이터와 엔지니어로 구분할 수밖에 없었다.

건강근로자효과에 대한 보정이 없다는 지적은 역학조사에 참여한 필자도 중요하게 생각하는 한계점 중 하나였다. 반도체 제조업 코호트는 총사망에 대한 일반인구대비 표준화사망비가 남성 0.25(0.21-0.29) 여성 0.66(0.55-0.80)으로 건강근로자효과가 매우 큰 집단이다. 건강근로자효과가 크게 작용하지 않는 것으로 알려진 암질환에서도 남성은 0.44(0.32-0.58), 여성은 0.79(0.51-1.18)이었다. 따라서 전체 근로자집단이나 집단내부 대조군 등과의 비교를 함께 제시하는 것이 필요하다. 그러나 당시까지 전체근로자집단의 암발생률에 대한 연구가 없어 전체 근로자를 비교하기는 어려웠다. 집단 내 대조군으로 선정했던 사무직의 경우 성비가 연령대가 노출군과 불균형하여 신뢰성 있는 위험비를 내는 것이 불가능했다. 적절한 대조군이 없다면, 위험비를 건강근로자효과에 대해서 감안하여 해석을 하는 경우도 있지만, 당시까지 우리나라에서 건강근로자효과를 측정한 연구는 없었다. 산보연은 전체 근로자의 암발생률과 암사망률을 확보하기 위하여 2011년에 고용보험가입 근로자 일부를 대상으로 암발생·사망률을 연령별 성별 시기별로 구축했다. 이 값을 최신화할 수 있게 된다면 앞으로 근로자 전체집단과의 비교를 시도해 볼 수 있을 것이다.

추가조사의 잠정적 경향

2015년에 기존 반도체 코호트의 위험비를 다시 계산한 결과, 여성에서 비호지킨림프종의 발생위험은 존재하고 있었고 기존 환자의 사망에 따라 표준화사망비는 증가하였다. 2019년 최종 결과에서도 이러한 경향이 확인될 경우,'원인을 특정하기 어려운 상황에서 특정 집단의 암 발생 증가에 대한 판단 '이라는 어려운 숙제가 던져지게 될 것이다. 산보연은 수십 건의 반도체 종사 노동자 개인에 대한 업무관련성평가를 수행하면서, 근로자 개인이 작업환경에 대하여 묘사하는 진술을 들었다. 과거 수동 작업 당시의 노출상황, 세정, 사고성 노출이 의심되는 정황 등 다양한 상황에서 노동자 개개인들은 여러 가지 위험노출을 질병과 연관시켜 보고 있었다. 이들에게 반도체 제조공정의 암 발생 증가가 어떤 의미인지 설명해 줄 수 있을까 항상 고민이 된다.

반도체 제조업에서 나타난 비호지킨림프종의 증가현상에 대해 명확한 원인을 규명하는 것은 앞으로도 쉽지 않을 것이다. 비호지킨림프종을 비롯한 림프조혈기계를 유발할 수 있는, 기전이 알려진 발암물질은 찾아내지 못했다. 그런데 반도체공정에는 아직 독성이 밝혀지지 못한 다양한 화학물질이 존재하고 있고, 건강에 영향을 줄 수 있는 화학물질 이외의 요인들이 존재할 가능성도 있다.

앞으로 역학조사는 표준화발생비와 표준화사망비를 단순한 통계적 유의성 검증을 넘어 어떠한 과학적 맥락으로 해석해야 하는지, 건강근로자효과의 영향은 어떻게 해석할 것인지 등, 조사 자체보다 해석과 판단이 더 어려운 작업이 될 수 있다. 반도체 업종에 대한 위험의 판단은 안전보건연구원 뿐 아니라 직업환경의학 학계가 함께 풀어나갈 숙제가 될 것이다.

제7절

첨단전자산업의 직업병 문제 해결을 위해 10년을 보내면서

공유정옥 (경기동부 근로자건강센터)

2007년 3월, 삼성반도체 기흥공장에서 일했던 황유미씨가 급성 골수성 백혈병으로 숨졌다. 고등학교 3학년에 입사하여 만 20세에 발병, 22세에 사망한 것이다. 속초에서 택시운전을 하던 황상기씨는 화학물질에 제품을 '퐁당퐁당' 씻어냈다던 딸이 직업병 피해자일지도 모른다고 생각했다. 그리고 딸에게 약속했다. "네가 왜 병에 걸렸는지 꼭 밝혀줄께."

그의 질문에 처음 귀를 기울인 것은 노동·인권 단체였다. 유미씨와 2인 1조로 작업했던 이 아무개씨도 같은 병으로 2006년 30세에 생을 마감했다는 점, 유미씨가 치료받던 병원에서 같은 공장 출신 젊은 남성도 백혈병 치료를 받고 있었다는 점 등으로 미루어 볼 때 업무환경의 문제로 인한 질병일 가능성이 있었다. 운동가들의 도움으로 2007년 6월, 황상기씨는 근로복지공단에 유족보상을 청구했다. 한국 반도체 산업 최초의 백혈병 산재신청이었다.

이들은 황유미씨 한 사람의 산재보상으로 끝날 일이 아님을 직감하고, 2007년 11월 공동대책위원회를 만들어 '반도체 노동자의 건강과 인권 지킴이 반올림'(이하 반올림)이라는 이름으로 활동을 시작했다. 당시 한국노동안전보건연구소에서 상근 활동가로 일하고 있던 필자도 반올림 결성 초기부터 참여하게 되었다.

반올림의 주요 목표 중 하나는 황유미씨 외에 다른 직업병 피해 사례를 찾고 이들이 산재보험제도를 통하여 공식적으로 직업병 인정을 받도록 하는 일이었다. 피해 제보자들은 대개 가난한 가정의 가장 역할을 하다가 20대 혹은 30대에 암에 걸린 노동자들이거나 그런 아들딸을 떠나보낸 부모, 혹은 젊어서 사별한 배우자들이었다. 노동자들은 몇 명을 제외하고는 다들 자신이 사용한 화학물질의 이름조차 제대로 알지 못했다. '대기업이니까 안전은 철저할 거라고 믿었다'고만 했다. 상황을 알면 알수록 공식적인 산재 인정이 더욱 절실해졌다. 이들의 경제적인 고통을 시급히 덜어야 할 필요도 컸고, 산재로 인정을 받아야 정부가 나서서 실태를 조사하고 기업도 예방에 만전을 기하게 될 것이기 때문이었다.

그런데 반도체 직업병을 산재로 인정받기란 예상보다 훨씬 어려웠다. 황유미씨의 경우 산재보상을 청구한지 만 4년 뒤인 2011년 6월에 서울행정법원을 통해서야 비로소 산재로 인정을 받게 되었고, 이조차 근로복지공단이 항소하는 바람에 2014년이 되어서야 확정되었다. 근로복지공단이 반도체 직업병을 공식 인정한 것은 2013년 3월 SK하이닉스 청주공장 설비 엔지니어로 14년간 근무했던 노동자의 백혈병이 첫 사례였다. 최초 피해 사례가 알려진 지 6년 만에 정부의 공식 인정이 시작된 것이다.

이렇게 산재 인정이 지연되던 몇 년 동안, 피해자들 사이에서는 '대기업의 힘이 워낙 막강하니 절대로 산재 인정이 안 될 것'이라는 불안감이 번졌고, 생활고와 불안에 시달리던 몇 분들은 산재 신청을 철회하는 대가로 회사가 주는 보상금을 받아 떠나가는 가슴 아픈 일들도 있었다. 그렇지만 단칸방 월세가 없고 병원에 타고 갈 택시비가 없어서 고생하면서도, 공식적인 산재 인정을 받을 때까지 몇 년을 인내하며 기다린 피해자들이 훨씬 많았다. '조금 더 참아볼께요'라는 그들의 언어는 소박했으나 그 속뜻은 '내가 겪은 고통이 너무도 크기에, 다시는 이렇게 고통 받는 노동자가 생기지 않게 하고 싶다'는 숭고한 의지였다. 그런 피해자들의 의지를 알기에 반올림은 방방곡곡 피해자들이 사는 동네를 찾아가 상담을 하고, 이들을 위해 모금을 하고, 문제 해결에 도움이 될 만한 이들을 찾아 다녔다. 그런 의지에 공감하는 이름 모를 시민들이 한푼 두푼 치료비 모금을 보탰고, 노동시민사회단체들이 홍보물을 만들고 상담하러 다닐 여비를 마련해주었으며, 국내외 직업환경의학·산업위생 분야 전문가들도 아무 대가없이 팔을 걷어붙이고 공부하고 연구하며 기꺼이 힘을 보태주었다.

그리하여 2018년 상반기까지 법원을 통해 총 13명의 백혈병, 재생불량성빈혈, 뇌종양, 난소암, 다발성 경화증 등 6개 질환이, 근로복지공단을 통해 총 15명의 백혈병, 재생불량성빈혈, 림프종, 뇌종양, 유방암, 폐암, 불임 등 7개 질환이 직업병으로 공식 인정을 받을 수 있었다. 여전히 수십 명의 피해자들이 몇 개월에서 몇 년까지 근로복지공단이나 법원의 판결을 기다리고 있는 실정을 감안하면 결코 충분하다고 할 수 없으나, 하나하나의 판결과 판정들은 한국 사회가 함께 거둔 큰 결실이자 진전이 아닐 수 없다.

그런 결실과 진전 중 하나는 산재보험제도에 대한 사회적 인식의 향상과 제도 자체의 발전이다. 업무와 질병의 상당인과관계는 의학적·자연과학적 관점이 아니라 '안전보건상 위험을 사용자나 근로자 일방에게만 전가하지 않고 공적 보험을 통하여 산업과 사회 전체가 분담토록 하는' 산재보험제도의 목적 및 '사회형평'에 기반을 둔 규범적 관점에서 판단해야 한다는 법원의 판결들은 한국 사회 구성원들에게 산재보험제도의 존재 의미를 알려주는 산교육이 되었다.

또한 생산기술의 발전이 빠르고 영업비밀이 많아 '산업재해의 존부와 발생 원인을 사후적으로 찾아내기 쉽지 않'은 첨단산업의 특수성이나 '연구결과가 충분치 않아 인과관계를 명확히 규명하는 것이 현재 의학과 자연과학 수준에서 곤란'한 희귀 질환들의 특수성을 고려하여 함부로 상당인과관계를 부정할 수 없다는 선진적인 판결도 여러 번 나왔다.

특히 2017년 삼성반도체 다발성 경화증 사건에 대하여 대법원은 노동자들이 취급물질에 대하여 교육을 받지 못했거나 사업주의 비협조로 인하여 관련 정보를 얻기 어려운 경우 등 '근로자에게 책임

없는 사유로 사실 관계가 규명되지 않'아 업무환경의 유해성을 입증하기 어려운 사정은 '근로자에게 유리한 간접정황'으로 보아야 한다고 판결하였다. 이는 노동자에게 전가되어오던 고질적인 '입증 부담'의 문제를 법리에 합당하게 해결할 방향을 제시한 역사적인 판결로 평가되고 있다. 이러한 일련의 판결들을 바탕으로 2018년 이후로는 고용노동부와 근로복지공단 업무상질병판정위원회에서도 유사 선례가 있을 경우 과도한 입증 절차를 줄이고 '추정의 원칙'에 입각하여 상당인과관계를 판정하는 새로운 방향의 정책을 도입하기 시작했다.

한편, 공식적인 문제 확인과 해결을 포기하지 않았던 피해자들의 끈기 있는 기다림 속에 정부와 기업들의 연구와 조사들도 하나씩 이어졌다. 2008년 노동부의 '반도체 제조업체 노동자 건강실태 일제조사'와 산업안전보건연구원의 '반도체산업 제조공정 근로자의 건강실태 역학조사'를 시작으로 하여 정부 및 관련 기관의 역학조사, 작업환경 평가, 안전보건진단 등이 진행되었고, 삼성전자와 SK하이닉스 등 대기업들도 자체적으로 노출평가나 안전보건관리에 대한 검증사업을 실시하게 되었다.

조사들마다 내용이나 방향의 편차가 크기는 하나, 일련의 연구 결과들을 통하여 첨단전자산업의 생산 공정과 유해위험성 및 건강문제에 대한 지식과 경험이 상당히 축적된 것은 사회적인 성과가 아닐 수 없다. 이런 연구들이 지난 십여 년 동안 한국 사회에 쏟아낸 질문들은 다음과 같다. 첨단전자산업 생산에 사용되는 화학물질들의 유해성은 무엇이며 그 위험은 얼마나 큰가, 우리는 이를 온전히 평가하고 있는가, 유해성이 확인되지 않거나 정보가 차단된 채 사용되고 있는 물질들에 대하여 어떻게 관리해야 하는가, 첨단전자산업에 보편적으로 나타나는 만성 저농도 노출·복합 노출·간헐적 고농도 노출 등 다양한 양상의 노출은 어떻게 관리해야 하는가, 암이나 희귀 질환 등의 건강영향을 제대로 모니터링하려면 무엇이 필요한가, 안전보건관리가 급속도로 변화하는 생산 기술에 뒤처지지 않도록 하려면 어떤 시스템이 필요한가, 안전보건정보에 대한 알 권리 보장과 기업의 영업비밀이 상충하는 문제는 어떻게 규율하고 해결해야 하는가. 구체적이고 기술적인 문제부터 사회 가치와 철학의 문제까지, 우리가 이런 질문들에 직면하고 있다는 사실에서 해답을 찾는 여정은 이미 시작되었다.

반도체와 디스플레이 등 첨단전자산업은 한국 경제에 큰 비중을 차지할 뿐 아니라 세계적으로도 상당 기간 지속 성장이 예상되는 21세기 핵심 산업이다. 이제는 사용물질들의 유해성을 확인하기 위한 노력, 유해성이 확인되지 않았더라도 노출을 철저히 예방하고 건강을 모니터링하려는 사전예방과 보호의 노력, 그리고 노출과 질병 사이의 관계 규명을 위한 노력, 피치 못하여 건강을 손상 받은 노동자들이 제대로 보상받고 치유해갈 수 있도록 돕기 위한 노력, 그리고 이런 노력들을 통한 보호와 예방의 혜택을 모든 노동자들이 보장받도록 만드는 노력이 필요하다. 그 노력의 일차적인 책임은 이 산업을 통해 큰 이윤을 거두는 기업과, 이 산업을 경제의 중심에 두고 있는 사회가 공적으로 져야 한다.

딸이 왜 병에 걸렸는지 밝혀주겠다던 황상기씨의 약속은 아직 이루어지지 않았다. 자신이 겪었던 크나큰 고통이 두 번 다시 생기지 않으면 좋겠다던 피해자들의 소망이 언제 이루어질 지는 아직 미지수이다. 그러나 그 약속과 소망을 이루는 날이 앞당겨지도록 하는 것이 직업환경의학자로서 우리의 소명이라는 것은 너무도 분명하다. 우리 모두의 노력을 통해 한국첨단전자산업이 세계 시장에서 생산성과 기술로 높이 평가받는 만큼이나 노동자 건강과 안전에서도 '첨단'에 설 수 있게 되기를 소망한다.

더 나은 환경을 위한 노력

제1절

식수에 오염된 비소: 환경보건센터가 풀다

홍영습 (동아대학교)

우리나라의 환경보건 역사를 살펴보면 짧은 기간에 많은 환경오염 사건이 발생했다. 환경오염 사건은 엄청난 사회적 비용을 치루면서도 지역의 갈등은 해소되지 않고 오랫동안 상처로 남는다. 첨예한 이해관계가 발생되는 환경오염 사건의 특성상 쉽사리 해결 방안을 찾지 못한다. 모범적인 대응을 통해서 문제를 해결하고 갈등을 최소화 시킬 수 있다면 이보다 좋은 일은 없을 것이다.

최근 필자가 수행했던 성공적인 환경역학조사 사례를 모범적인 대응 참고 자료로 소개한다.

2015년 경남의 모 지역의 정기 수질검사에서 5개 마을의 식수원에서 비소 항목이 초과한 사건이 발생했다. 비소의 위해성에 대해서는 이미 잘 알려져 있지만, 최근에는 국제적으로 저농도 노출의 위해성에 대해 더욱 강조되고 있다. 더욱이 해당 식수원을 인근 초등학교에서도 이용하고 있었기 때문에 학부모들을 중심으로 지역사회 전체의 우려가 증폭됐다.

그런데 이 지역에서 갑자기 식수의 비소오염 문제가 제기된 배경은 국제 기준치의 변화였다. 저농도 비소의 위험성이 알려짐에 따라 국제적으로 통용되는 비소 기준값이 과거 50 ppb에서 2010년부터 10 ppb로 하향 조정됐고 우리나라도 이 기준을 적용하게 됐다. 자연히 과거에는 기준값 이하였으나 기준변경에 따라 기준값 초과로 나타난 것이다.

지역주민, 학부모 및 환경단체 등에서는 즉각적으로 비소에 오염된 식수에 의한 건강영향평가, 인체 내 노출평가 및 환경조사를 포함하는 역학조사와 그에 따른 대책 수립을 지자체에 요구했다.

주민을 대상으로 하는 역학조사에 있어서 가장 기본적인 사항은 이해 당사자가 신뢰할 수 있는 전문성과 객관성을 갖춘 조사 수행기관을 선정하는 일이다. 당시 필자가 소속된 대학은 환경부로부터 환경보건센터로 지정을 받고, 중금속 인체 노출지표에 대한 연구를 수행 중이었다. 비소 문제에 대한 국제적인 흐름을 인지하고 생체 비소노출 평가, 비소 종분리 연구를 수행하고 있었다. 아울러 연구결과는 국내외 학술지에 발표하여 비소노출평가에 대한 신뢰성을 확보하고 있었다.

특히 비소의 인체 내 대사특성을 고려할 때 비소의 종분리 분석은 쉬운 일이 아니었는데, 국내에서 비소에 관련된 연구를 많이 한 중앙의대 박정덕 교수의 조언이 큰 도움이 됐다.

해당 지자체와 주민협의회에서는 동아대학교 환경보건센터의 객관성과 전문성을 신뢰하고 역학조사를 의뢰했다.

비소노출에 대한 주민 역학조사 결과 해당지역 성인과 아동들의 체내 요중 무기비소가 대조마을 주민들보다 유의하게 높게 관찰됐다. 무기비소는 유기비소와 달리 환경 중 식수의 음용에 의한 것으로 볼 수 있어 체내 비소농도의 상승이 식수에 함유된 비소 노출에 의한 것으로 판단할 수 있었다. 다행히 건강영향조사결과 비소와 연관한 명백한 건강장해를 보인 주민은 관찰되지 않았다. 주민들의 노출수준과 노출기간을 추정해보면 해당 주민들은 기준값이 초과된 식수를 비교적 단기간 섭취하여 건강에 영향을 미치지 않았을 가능성이 높았다.

환경역학조사 결과 사건이 발생한 지역의 일부 저지대는 지각발생의 특성상 대부분 화강섬록암에 의해 광화되어 있기 때문에 지하수를 개발할 경우 중금속 특히 비소의 농도가 높게 검출될 가능성이 높았다. 연구진은 해당지역을 지하수 개발 금지구역으로 설정해야 한다고 권고했고 지자체는 이 지역 일대에 상수도를 전면 보급하기로 결정했다.

이 조사의 의의는 첫째, 국내 첫 번째로 발생한 식수의 비소오염 사건으로 우리나라가 비소로부터 안전한 지역이 아니라는 것을 보여준 점, 둘째, 지역의 비소 오염에 대한 문제를 중앙정부의 지원 없이 지방자치단체와 지역의 환경보건센터가 주축이 되어 주민 및 환경단체 등과 협의하여 역학조사를 수행하고, 결과를 주민들과 공유하여 지역사회 갈등을 해소했다는 점, 셋째 역학조사결과를 바탕으로 일부 관정을 폐쇄하고 상수도를 조기에 보급하여 역학조사 결과를 잘 활용했다는 점 등을 들 수 있다.

결론적으로, 수개월 동안 극심한 갈등에 있던 지역사회 환경보건 문제가 환경역학조사를 통해서 해소됐다는 점에서 책임 연구자로서 큰 자긍심을 느끼고, 아울러 지역거점의 환경보건센터가 지역사회에서 발생하는 환경보건 문제를 상시적으로 해결할 수 있음을 보여주는 계기가 됐다고 생각한다.

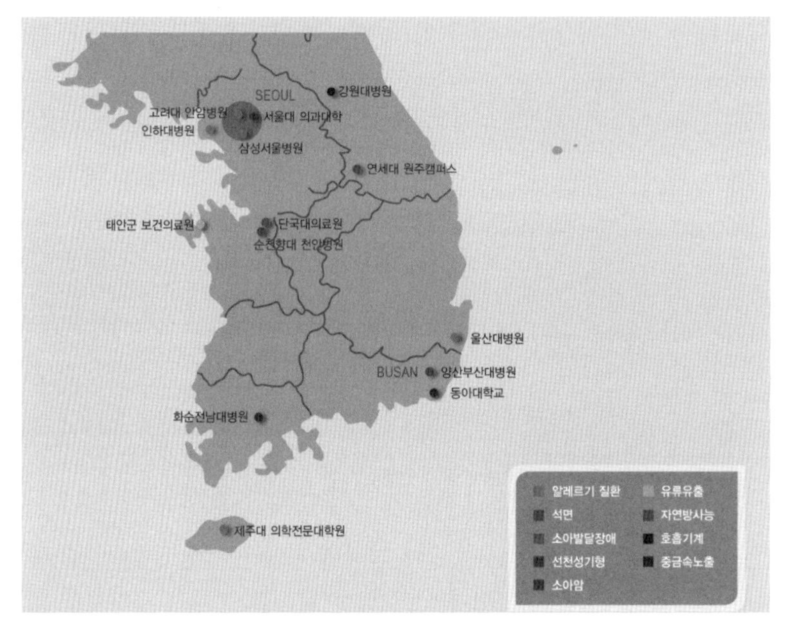

환경보건센터 네트워크 (제공 홍영습)

제2절

충청도 석면광산 주변 주민에게 집단 발병한 석면폐증 그리고 석면피해구제법

안연순 (연세대학교 원주의대)

안전보건연구원 직업병연구센터에서 10여년을 근무하며 직업병만 다루다가 대학으로 자리를 옮기고 경험한 첫 환경성 질환이 김과 새우젓으로 유명한 광천 석면광산 지역주민의 석면폐증이었다. 연구원에 계속 근무했다면 산재보험의 대상이 되는 근로자만 봤을 것이니 환경성질환을 조사할 일은 없었을 것이다.

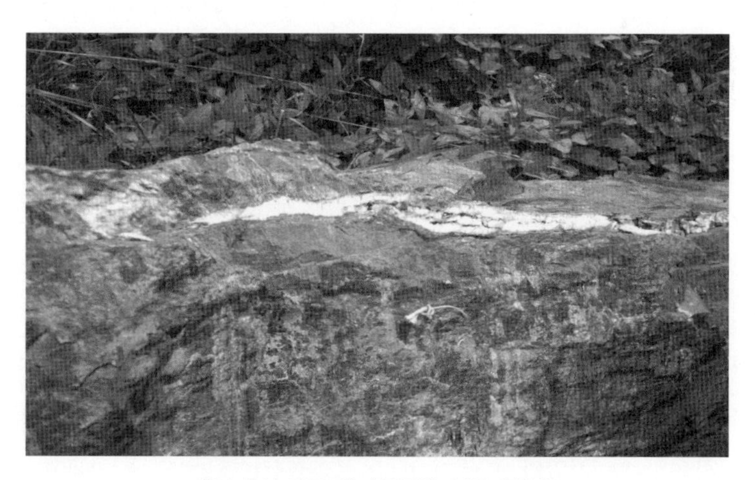

충남 홍성 야동마을 석면광산 (제공 안연순)

2008년 늦은 봄 가톨릭의대 김현욱 교수가 충청도 석면광산 주변 주민 건강영향조사를 하게 됐다며 건강조사 부분을 맡아 달라고 했다. 호기심 천국인 내 성격으로 병원만 지키고 있자니 지루해서 흔쾌히 연구에 합류했다. 건강조사의 손과 발은 김형렬 교수를 비롯한 가톨릭의대에서 담당했는데 왜 책임자만 내가 했는지 한동안 의문이었다. 나중에 연구 발표와 후속조치 문제로 환경부와 큰 충돌이 있었는데 아마도 김현욱 교수가 이를 예측하고 타고난 싸움꾼인 나를 영입했던 것 같다.

환경부와 충돌한 이유는 연구의 타당성 문제와 같은 논리적인 것도 있었고, 언어적 협박과 불법 감시까지 의심되는 원초적인 상황 때문이었다. 그 결과 석면피해구제법은 가습기살균제처럼 피해가 밝혀지고 법률 제정까지 긴 시간을 허비하지 않고 빠른 시일 내에 법률로 탄생할 수 있었다. 물론 이전부터 석면문제를 지속적으로 제기한 시민단체의 노력이 있었고, 그 중에서도 부산 제일화학 석면문제를 밝힌 강동묵 교수 등 여러 연구자의 노력이 관련법이 빨리 제정되도록 한 기초가 된 것도 사실이다.

2008년 7월 무더운 여름, 충청남도 광천에 도착해서 2개 마을을 조사했다. 놀라운 것이 대부분의 가정에 석면광산에서 일한 분들이 한 둘씩 있었는데, 농번기에는 농사를 짓고 농한기에는 석면광산에서 일을 했다고 한다. 객관적으로 확인은 할 수 없었지만, 호흡기질환과 폐결핵을 앓은 분이 많았다는 증언도 있었다. 사실 여부는 대부분 병원에서 진료를 받지 못하고 이미 오래 전에 돌아가셨기 때문에 확인할 수 없었다.

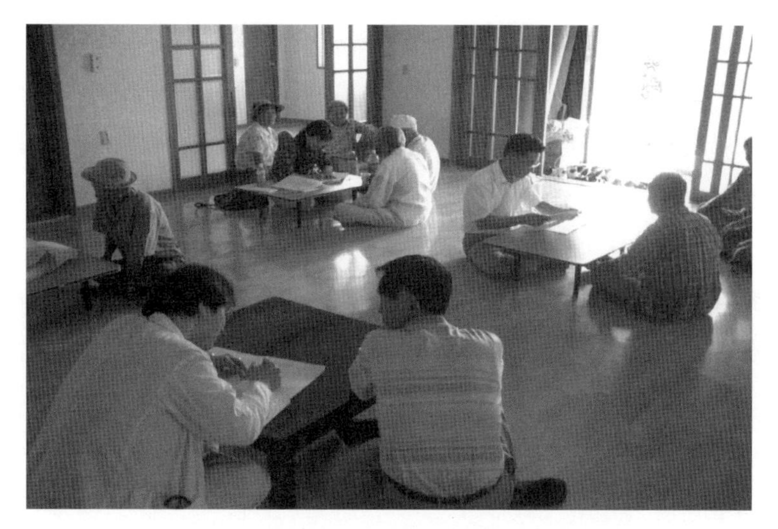

충남 홍성 야동마을 주민 면접조사 광경 (제공 안연순)

석면광산에서 일한 직업력이 없이 석면광산 노동자들 못지않게 석면에 노출된 분들이 많았는데 그 이유가 놀라웠다. 어렸을 때부터 석면광산에서 일하시는 부모를 따라가거나 친구들과 광산에 가서 놀았는데 돌에서 석면 섬유를 캐서 부풀리는 놀이를 자주 했다는 것이다. 집에서 물레로 석면포를 짜거나, 채광된 석면을 실어 나르는 길 주변이나 선로근처에 살면서 석면에 노출된 경우도 많았다.

실로 이 지역 주민들은 석면이 오염된 땅에서 태어나서 그 땅에서 일하고, 먹고, 놀고 하면서 평생을 석면에 노출됐다고 해도 과언이 아니었다. 석면관련 호흡기질환 중 석면폐증은 상대적으로 고농도에 노출되어야 발생하므로 비직업적 노출에 의한 경우는 국외에서는 사례가 드문데 충청남도 집단 석면폐증 사례는 이와 같은 노출 경위를 볼 때 충분히 이해가 간다.

당시 광천 주민에 대한 흉부방사선 촬영을 해놓고 보니, 단순흉부방사선 사진에서는 석면폐증으로 보이는 분들이 거의 없었고, 흉막반도 그다지 눈에 띄지 않았다. '그래도 건강영향조사를 했으면 몇 명은 나와 줘야 하는데'라는 생각(?)으로 초조해지기 시작했다.

타 석면광산 주변을 조사하기 위해 청양군 오천면으로 가는 도중에 마을회관에 들렀다. 대부분이 70세 이상의 노인들이어서 이것저것 물어 보니 과거 석면광산에 다녔다는 분, 채취된 석면을 가공하는 공장에 다녔다는 분 등 석면 노출과 관련된 많은 분들이 있었다. 식사도 대접하고, '영정사진을 찍어드리겠다'고 노인 분들을 유혹(?)해서 며칠 후부터 흉부방사선을 찍기 시작했다. 세상에! 찍는 분마다 흉막반이 없는 분이 없을 정도였다. 조사에 응한 노인에게는 이해하기 쉽게 '가슴에 석면이 더덕더덕 붙어 있다'고 설명했다.

'이제 찾았구나'하고 안심하기도 했지만 한편으로 너무 많은 흉막반에 당황스러웠다. 다만 흉막반이야 노출의 증거고, 석면폐증은 이 중 얼마나 이환되어 있을까 하는 생각이 들어 영상의학과 전문의에게 판독을 의뢰했다. 그런데 단순 흉부촬영만으로는 석면폐증을 진단하기 어렵단다. 미국에서 석면폐증을 연수한 교수, 산재 진폐증 판정 경험이 많은 흉부영상전문의 등 나름 국내 최고의 전문가 세 분께 의뢰했는데 판독 결과가 너무 달랐다. 믿기 어려운 이야기이지만 두 전문가의 흉막 소견 판독 일치율은 '0'였다. 적어도 단순흉부방사선 촬영에서 어느 정도 석면폐증이 의심스러워야 CT를 찍어 확인할 텐데 참으로 난감했다.

당시 일본은 구보타 석면공장 주변 지역주민들 문제로 석면관련

질환 진단이 어느 정도 정립되어 있을 것 같았다. 흉부방사선 사진을 들고 석면분야 전문가인 히사나가 선생을 찾아 일본 나고야로 갔다. 히사나가 선생도 흉부방사선 사진을 보시고 매우 놀라워했다. 일본을 방문한다는 필자의 연락을 받고, '고농도에 노출되어야만 발생하는 석면폐증이 광산 주변 주민들에게 발생할 수 있을까'하는 의문을 가졌다고 했다. 그도 그럴 것이 일본에서는 광산 주변 주민들에게서 석면관련 질환은 발견되지 않았는데, 그 이유는 석면광산 인근에는 사람들이 살지 않았기 때문이었다. 우리나라 상황을 설명했더니 이해가 된다고 했다.

하여간 일본에 가서 받아온 판독소견과 두 명의 영상의학 전문의 판독소견을 종합해 석면폐증이 의심되는 사람들을 선별하고 CT검사를 시행했다. 그런데 이번에는 CT판독이 문제였다.

특발성 폐섬유화증 등 간질성 폐질환과 감별할만한 소견이 분명치 않아(특이도가 낮아) 영상의학과 교수들이 자신 없어 했다. 차선책으로 그동안 논문에 발표된 석면폐증 영상 소견, 경험상 석면폐증을 배제할 수 있는 소견 등을 종합한 자료를 기초로 해 석면폐증을 판정했다. 당시 석면 광산이나 공장 종사 경험이 있는 경우 49명 중 32명 (65.3%)이, 비종사자는 37명 중 23명(62.2%)에게서 석면폐증이 관찰되어 두 집단 간에 유병률 차이가 없었다.

다음으로는 석면폐증으로 판정된 분들에 대한 후속조치가 문제였다.

조사연구를 타 석면광산 주변까지 확대 수행 후 건강영향조사 결과를 발표하고 보상 및 예방 대책도 수립하자는 것이 환경부의 주장이었다. 하지만 연구진은 피해자가 고령인 점, 과거에 희생된 분들이 많은 점, 또 당시에도 노출이 지속되는 점 등을 고려해서 법률 제정을 포함한 대책을 먼저 만들고 연구조사를 계속 하자는 의견을 굽히지 않았다. 치열한 공방 끝에 석면피해구제법이 탄생했다.

이 법은 환경성질환을 체계적으로 구제할 수 있는 우리나라 최초의 법이라는데 의의가 있고, 다른 환경성질환 관련 구제법을 만드는데 입법 사례가 된 것에도 큰 의의가 있다.

석면피해구제법이 시행된 2011년부터 2018년 6월 19일까지 4,213명이 피해 구제를 신청하여 3,054명의 구제 신청이 승인됐다. 산재보험으로 승인된 석면관련 질환이 1963년 산재보험법 시행 이후 55년 동안 500여 건 미만인 것을 생각하면 석면피해구제법이 미친 영향의 크기를 가늠할 수 있다. 그러나 구제법의 수혜자 중 약 60-70%는 근로자들임을 고려할 때, 근로자들은 석면피해구제법에 의한 구제가 아닌 산재보험법에 의한 보상을 받을 수 있는 방안이 검토됐으면 한다.[40]

40) 편집자 주: 석면질환이 발생한 일부 근로자가 산재보상 대상에서 빠지는 이유는 이들이 마지막 직업이 산재보험대상 규모가 아니기 때문이 대부분이다. 2000년 7월 1인 이상 사업장으로 확대되기 전에 5인 미만 사업장에 근무했으면 산재보험으로 구제할 방법이 없다. 자영업으로 등록된 경우도 산재보상으로는 구제 방법이 없다.

제3절

경북지역 전통식품 돔배기와 수은 파동

사공준 (영남대학교)

2008년 겨울에 국립환경과학원에서 연락이 왔다. 국민생체시료 중 유해물질 실태조사를 하기 위해 2007~8년에 걸쳐 전국적으로 80개 지역을 집락 추출하여 주민들의 혈중 납, 수은, 카드뮴, 망간농도를 측정했는데 혈중 수은 농도에서 도저히 이해할 수 없는 값이 나타나 역학조사를 좀 해주었으면 한다는 것이었다.

혈중 수은 농도의 전국 바탕값이 3.8ug/L 정도인데 해안지역도 아니고 대기나 수질, 토양오염원도 없는 경북 내륙의 군위군와 영천군 주민들의 평균 혈중 수은 농도가 각각 29.7ug/L, 26.7ug/L로 나타났고 최고 143.9ug/L까지 올라간 사람도 있다는 것이었다. 혹시 분석상의 문제인가 싶어 재검사를 했으나 유사한 결과가 나왔다며 왜 이런 현상이 일어났는지 원인을 찾는 역학조사를 해달라는 것이었다.

80개 지역 중 평균 혈중 수은 농도가 3번째로 높은 부산 수영구 주민들의 혈중 수은 농도가 14.7ug/L 이니 군위군과 영천군 두 지역 주민의 혈중 수은 농도가 얼마나 높은지 가늠할 수 있었다. 우리나라 특정 지역주민들의 혈중 수은 농도가 세계적으로도 매우 높은 수준인데 그 원인은 모른다고 정부가 발표할 수는 없는 노릇 아니겠는가.

군위가 고향이기도 한 필자는 2009년에 두 지역 주민들을 대상으로 수은의 인체 유입경로에 대한 역학조사를 수행했다.

수은의 인체 유입의 주된 경로는 소화기와 호흡기인데 17km 이상 떨어진 한적한 시골 두 마을의 대기나 먹는 물과 쌀이 동시에 수은에 오염됐을 가능성은 낮았기에 두 마을 주민들이 공통적으로 먹은 음식 중 다른 수산물에 비해 수은농도가 높다고 알려진 상어고기(경북지방에서는 돔배기라고 불린다)가 유력한 원인일 것이라는 가설을 세우고 역학조사를 진행했다.

주민들의 식이습관을 토대로 다양한 식품들의 기여도를 산출한 결과 상어고기가 혈중 수은 농도를 설명하는 가장 큰 식품으로 나타났다. 주민들이 섭취하고 있던 쌀과 먹는 물에서는 수은이 검출되지 않은 반면 주민들이 보관 중인 상어고기와 인근 지역에서 유통되고 있는 상어고기에서 고농도의 수은이 검출되었다. 또한 상어고기와 혈중 수은 농도의 용량반응관계가 정확하게 맞아 떨어져 두 지역주민들의 높은 평균 혈중 수은 농도는 상어고기 섭취 때문이라는 역학조사 보고서를 제출했다.

역학조사도 쉽지는 않았지만 정작 어려운 문제는 다른 곳에서 발생했다. 두 지역 주민들의 높은 혈중 수은 농도가 경북지방에서 유통되는 상어고기 섭취 때문이라는 역학조사 결과가 알 수 없는 경로를 통해 대구지역 TV방송사에 제보됐다.

기자는 연구책임자인 필자에게서 역학조사 보고서를 구하지 못하자(역학조사 보고서는 발주자인 환경과학원의 허락 없이는 공개하지 못하게 되어 있었다) 국회의원을 통해 보고서를 입수하여 상어고기 때문에 지역주민들의 혈중 수은 농도가 매우 증가했음을 집중보도 하기 시작했다. 기자는 자신이 직접 돔배기를 먹은 후 증가한 혈중 수은 농도를 보도하는 등 돔배기와 수은의 위험성은 한동안 대구지역 방송의 톱뉴스가 됐다(돔배기와 수은 파동에 대한 집중보도로 기자는 이후 '이달의 기자상'을 수상했다).

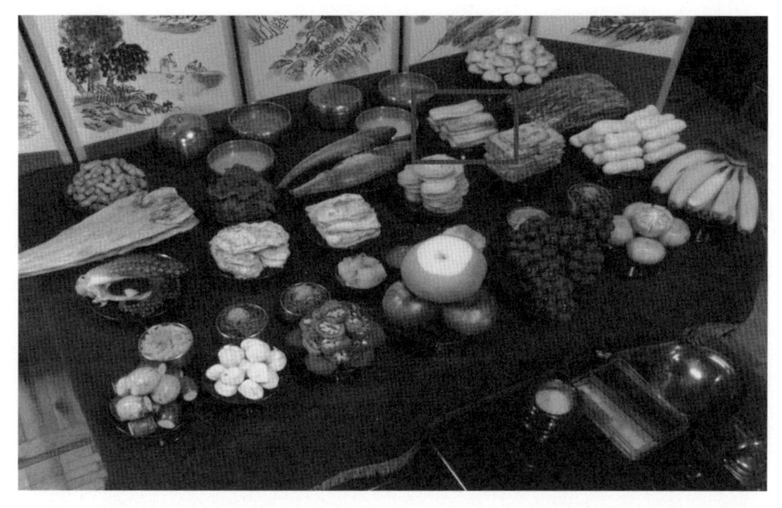

대구경북지역의 제사 상차림_붉은 네모선 안이 상어고기, 일명 돔배기임 (제공 사공준)

경북지방에서 돔배기라고 불리는 소금에 절인 상어고기는 대구와 경북지방에서는 삼국시대부터 먹어온 유서 깊은 전통식품으로 경북지방의 제사 상차림에 필수 음식이기도 하다. 경북의 여러 재래시장 중에서도 영천시장에서 염장된 상어고기의 품질이 가장 좋아 '영천 돔배기'는 영천시를 대표하는 전통식품이자 지역명칭을 상표에 사용하는 지역특산물이기도 하다. 이즈음 영천시는 '안동간고등어'처럼

'영천돔배기'를 전국 브랜드로 만들기 위해 돔배기를 원료로 한 다양한 식품들의 개발을 마치고(어린이용 돔배기 완자도 개발됐다) 대대적인 홍보를 시작하려던 참이었다.

그러나 돔배기와 수은에 대한 일련의 보도들은 그동안 돔배기를 먹어 온 대구와 경북지역 주민들에게 적잖은 충격을 주어 영천돔배기의 판매량이 하루아침에 급감하는 최악의 상황에 직면하게 됐다. 영천돔배기의 전국화를 지자체의 중점 사업 중 하나로 오래 동안 추진해오던 영천시와 대를 이어 상어고기를 생업으로 다루어 오던 수입업자, 도매상과 소매상 그리고 시장 주변의 상인들은 마른하늘에서 날벼락을 맞은 형국이 됐다.

환경오염사건이 발생하면 피해 주민, 언론, 전문가, 시민단체들이 각자의 입장에서 오염을 유발한 주체와 관리를 소홀히 한 지자체나 정부를 비난하면서 역학조사를 통해 원인과 피해를 명확하게 밝히길 요구하고 피해대책을 촉구한다. 그러나 돔배기 수은 파동의 경우 돔배기가 지역경제에 중요한 역할을 해온 오랜 전통식품이자 지역특산물이었기 때문에 지역주민들과 지자체는 돔배기의 문제점을 적극적으로 부인했다. 오히려 역학조사를 수행한 연구자를 원망했다.

영천시는 적은 수의 지역주민을 대상으로 짧은 기간에 이루어진 역학조사 결과이므로 추가 정밀조사가 완료될 때까지는 이 결과에 승복할 수 없다며 반발했고, 상인들은 상인들대로 하필이면 영천 지역주민들을 표본으로 역학조사를 하는 바람에 영천돔배기가 수은에 오염됐다는 오해를 받게 됐다고 강하게 반발했다. 실제로 영천시장 상가연합회장이 필자에게 전화를 걸어 병원로비에서 항의시위를 하러 시장상인들이 전세버스로 지금 출발하려 하니 도망가지 말고 자리에 있으라고 하기도 했다.

유입경로가 식품인 상어고기로 추정된다는 환경부의 발표가 있자 평소 수입수산물의 검역을 담당하던 기관과 유통되는 식품 내 유해물질을 감시하는 기관들의 입장이 매우 난처해졌다.

돔배기 수은 파동은 전통식품이자 제사 상차림의 필수음식이 오염원이었다는 점, 산업체가 아니라 시장상인들에 의해 오염원이 유통되었다는 점, 오염원의 제거가 지역경제에 타격을 줄뿐만 아니라 전통 식생활문화에도 영향을 미친다는 점, 오염원이 식품관리 담당부서가 아닌 환경부에 의해 밝혀졌다는 점, 역학조사를 통해 오염원이 명확하게 밝혀졌음에도 적절한 조치가 취해지지 못했다는 점에서 색다른 과제를 제시한 사건이었다.

당시 여러 언론들이 연구책임자인 필자에게 인터뷰를 요청해 왔으나 일절 응하지 않았다. 국민들의 건강을 위해 직업환경의학 전문가로서 목소리를 내지 않음을 나무라는 분들도 있었으나 행여 방송출연으로 인해 향후 위해의사소통의 상대가 될 주민들과 지자체의 공공의 적이 된다면 위해의사소통 자체가 이루지지 못하게 될 것을 염려했기 때문이었다.

돔배기 수은 파동은 점차 잊혀져 경북지방의 재래시장과 마트에서 돔배기는 다시 팔리고 있다. 영천시장의 돔배기 판매량도 수은 파동 이전 수준으로 회복됐다는 소식도 들었다. 의학자로서 조급한 마음이 들 때도 있지만 위해의사소통의 원칙, 즉 주장이 아닌 명확한 사실을 근거로 한 소통, 상대 입장에 대한 이해와 배려, 지자체와 언론과의 파트너쉽을 통한 해결이라는 원칙들을 되새겼다. 향후 지자체와 상인, 언론, 시민단체와 소통하고 설득하는데 필요한 의학적 사실을 충분히 마련하기 위해 필자는 오늘도 돔배기와 수은에 관한 연구를 계속하고 있다.

제4절

우리사회의 부끄러운 자화상: 가습기살균제 사건

임종한 (인하대학교)

2011년, 산모와 어린이들이 원인 모를 폐손상으로 연이어 목숨을 잃는 사건이 발생했다. 질병관리본부는 역학조사와 동물실험을 통해 폐손상 원인이 가습기 살균제였다는 것을 밝혔고, 이는 대한민국을 충격과 혼란으로 몰아넣었다. 오랫동안 물이 고여 있는 가습기의 특성상 세균이 번식할 위험이 높기 때문에 세균 번식을 막기 위해 사용하는 살균제가 오히려 산모들을 죽음으로 이끌었다는 사실은 실로 충격적이었다.

그 후 7년이 지난 올해 2018년 8월 31일 기준으로 가습기살균제 피해를 신고한 사람은 6,072명, 이중 사망자는 1,341명이다. 가습기살균제 피해 경험자가 30~40만 명으로 추정되는 상황에서 매우 일부만이 조사가 이루어지고 있다.

기업은 필요한 독성평가를 제대로 하지 않은 채, 안전하다고 광고를 했고, 정부는 이에 대한 관리를 제대로 하지 않았다. 허술한 관리는 이들 살균제 오남용을 불러 일으켰다. 위험물질에 대한 모니터링도 제대로 되지 않은 채, 16년간 판매되고 수많은 환자가 발생했음에도 누구도 이 같은 살균제 남용의 위험성에 대해 경고하지 않았다.

2011년 초기 역학조사는 사건이 발생한 후 아산병원에서 질병관리본부에 의뢰해 시작됐다. 초기 역학조사의 검증과 질병 판정과정에 대한직업환경의학회, 한국환경보건학회, 환경독성보건학회, 대한예방의학회 소속 전문가들이 적극 참여했다. 사건 초기, 정부가 가습기살균제의 피해 보상을 놓고, 보건복지부와 환경부사이에 담당부처를 정하지 못하고, 대책을 제대로 수립하지 못하던 시기, 이들 전문가들은 직접 기금을 모아 시민단체와 더불어 초기 조사를 진행했으며, 이는 사건 규명에 결정적인 기반이 됐다.

세계적으로 살균제에는 400개의 활성물질이 존재하고 살균제가 들어있는 수천 개의 제품이 있고, 전 세계적으로 40만 톤의 살균제가 유통되고 있다. 살균제는 오남용의 위험이 커서, 여러 나라에서 살균제 관리를 보다 엄격히 하라는 요구는 계속되고 있다. 학문발달에 따라 위험한 살생물제에 노출되면 인체 건강과 환경에 심각한 악영향을 끼칠 수 있음을 밝혀주는 점점 더 많은 과학적 증거들이 나타나고 있다. 특히 나노 크기의 물질에 노출될 경우는 위험은 더 심각할 수 있다. 더구나 현재 허가된 살균제 (살생물제) 중에는 알려진 발암 물질, 의심되는 발암 물질, 내분비계 장애 유발물질, 알레르겐, 신경 독소 및 생식 독성 물질을 포함하고 있다.

제2의 가습기 살균제 사건은 우리 일상에서 얼마든지 일어날 수 있다. 가습기 살균제 외에 어떠한 화학물질이 우리의 생활을 현재 위협하고 있는지 알 수 없기 때문이다. 우리 주변에는 수만 종의 화학물질이 넘쳐나지만, 이 중에서 안전성이 확인된 물질은 극소수이다.

다행히 가습기살균제 사건이후 유해물질관리법이 화학물질관리법으로 개정되고, 살생물제법이 제정되어 유사한 사건 재발을 위한 법적인 정비가 이루어졌다. 하지만 유사한 사건이 재발된 가능성은 여전히 상존한다. 살생물제의 독성 영향으로부터 대중의 건강과 환경을 보호하기 위한 보다 강력한 법안을 채택해야 한다. 특별히 내년 1월부터 발효가 될 살생물제법 시행령, 시행규칙에 이러한 원칙이 반드시 반영되어야 한다.

생활용품과 환경으로부터 발암성, 돌연변이성 또는 생식 독성을 포함된 유해한 살생물제를 차단할 필요가 있다는 것은 여러 자료들이 충분한 근거를 보여주고 있다. 살균제 규제에 정의된 기준에 따라, 발달 신경 독성, 또는 면역 독성. 내분비 교란 독성을 가진 물질은 결코 승인되지 말아야 한다.

차단 기준은 대체 물질의 존재 여부에 따라 결정되어야 한다. 보다 독성이 적은 물질이 선택 가능하도록 대체 평가를 위한 모든 살생제제에 비교 평가가 적용되어야 하고, 비화학적 대체물을 고려해야 한다. 살균제 사용은 심각한 공중보건 위험을 통제하기 위한 효과적이고 안전한 대안이 없는 경우에만 허용되어야 한다. 살균제가 가진 관련 위험성을 신뢰성 있게 탐지하기에는 방대한 데이터베이스가 필요한데, 국내에선 이러한 목적으로 자료를 수집하거나 활용하는 것이 미흡하다.

살생물제를 사용하면, 미생물에게서 살균제에 내성이 발생해서,

살균제로서의 효용은 갈수록 떨어질 수 있다. 지속 가능성에 문제가 있는 것이다. 살균제 사용 대신 예방 및 비화학적 조치가 필요하다. 취약 집단이나 대규모 군중들이 자주 방문하는 공공장소에서의 살균제 사용을 제한해야 한다.

유럽, 미국도 우리나라와 같이 산업화과정에서 탈리도마이드, 디에틸스틸베롤(DES)과 같은 유사 사건을 겪으면서 오늘날과 같은 화학물질, 의약품의 안전관리제도를 정착시켰다. 어느 나라나 산업화 과정에서 한 번은 이러한 사건을 겪을 수도 있다. 하지만, 이 같은 사건이 또다시 반복한다면, 이는 심각한 직무 유기이고, 살인 방조에 다름 아니다. 한국도 시민들과 노동자의 건강과 안전을 지키는데 국가와 기업의 책임성을 강화하는 조치를 취해야 한다. 이번 가습기 살균제의 교훈을 결코 잊지 말아야 한다.

노동과 건강을 위한 분야별 노력

제1절

학회의 얼굴 학술대회, 내용과 형식 모두 변화를 겪는 중

김형렬 (가톨릭대학교 서울성모병원, 학술위원장)

직업환경의학회는 창립 이래로 매년 2회의 학술대회를 개최해 오고 있다. 봄 학술대회는 5월, 추계학술대회는 11월 초에 개최된다.[41] 매년 7월에 열리는 산업안전보건강조주간에 산업안전보건연구원과 공동 학술행사를 개최하고 있다. 가을 학술대회는 3일간 개최되는데, 2017년에 30여개의 세션이 열렸고 5개의 방에서 250편의 논문이 발표됐다.

초창기 학술대회에는 200여명이 참석을 했으나 현재는 매년 600여명이 참석한다. 2018년 현재 직업환경의학 전문의는 자격번호가 795번까지 발급됐고 130여명의 직업환경의학 전공의가 수련을 받고 있어 의사회원이 800여명이다. 여기에 의사 이외의 회원이나 산업보건 전문가들도 참여하기 때문에 1,000여명이 학술대회 참석이 가

41) 편집자 주: 창립 후 학회는 8월 말과 2월 말에 개최됐다. 2월 말은 대한산업보건협회 정기총회가 연달아 개최됐다. 1992년부터 5월과 10월로 변경됐고, 1995년 경 예방의학회와 중복을 피하기 위해 11월 둘째 주로 변경됐다. 11월 둘째 주는 수능일정과 겹치게 되어서 첫 째 주로 다시 변경했다.

능한 인원이다.

학회원 수가 많아지고, 다루는 주제와 학술대회에 참석하는 회원의 수가 증가한다는 건 학회의 양적인 발전을 의미한다. 학회원들의 연구 능력은 과거에 비해 월등히 높아졌고 관심 분야의 확장도 눈에 띈다.

2000년대 초반까지 직업병, 인간공학평가 및 근골격계질환, 화학물질 관리, 사업장 보건관리 등이 주요 발표 주제였고, 2000년 후반부터는 직무스트레스와 같은 사회심리적 요인, 노동시간, 교대제 건강영향 주제가 늘어났다. 산재보상과 관련한 주제는 계속되는 관심 분야다. 환경의학 분야의 주제는 3-4개 세션이 꾸준히 개설되고 있는데, 최근에는 가습기 살균제 사건, 환경 석면 노출 사건과 같은 환경 사건을 중심으로 주제 발표가 늘어나고 있다.

가을학회에 새로운 내용과 형식으로 정착되고 있는 프로그램도 있다.

포스터 발표는 2008년경부터 포스터 앞에서 간단한 발표를 직접 하고 서로 토론하는 시간을 갖도록 해 참가자들의 참여와 관심을 유도했다. 구연 발표보다 훨씬 심도 있는 토론을 나누는 시간이라는 평가를 듣고 있다. 전공의들의 발표시간을 동일 시간대로 집중하는 전공의 세션을 마련했다. 전공의들의 발표를 들으며 여러 선생님들의 조언과 토론이 오갈 수 있었고, 각 수련 기관들에서 진행하고 있는 연구를 함께 공유할 수 있는 시간이 됐다.

매년 학회에서 진행하고 있는 소모임 연구지원 사업은 학회 때 발표를 할 수 있도록 기회를 주고 있다. 특히 환경주제, 여성노동자 건강, 소규모 사업장 산업보건 주제 등을 우선 지원함으로써 독립연구를 지원하고 학회 주제를 다양화하고자 했다. 2013년부터 상담지도(mentoring) 시간을 진행하고 있는데, 전공의 선생님들이 만나고 싶은 선생님들을 신청하고, 이 분들을 섭외해서 전공의들과 전문의들을 연결시키는 상담지도시간을 만든 것이다. 매년 5-6명의 전문의들이 선정되어 학회 때 점심을 같이 먹으며 친분을 쌓는다. 이는 학회원들 사이에서 벌어지는 중요한 소통의 기회가 되고 있다.

학술대회의 형식은 다양한 방식으로 변화되어야 한다. 발표하고 듣고 질문하고 답하는 방식만으로는 관련 주제의 문제의식을 전달하는 데 한계가 있을 수 있다. 그리고 학회원끼리만 모여서 발표하는 학술대회가 아니라 다양한 분야의 연구자가 함께 참여하는 학술대회가 되어야 한다. 그러기 위해 학술대회 발표자를 여러 분야에서 초대하고 발표형식도 다양화하기 위해 노력하고 있다.

2017년부터 주제발표(Keynote)를 통해 중요한 연구 성과를 낸 연구자의 발표를 듣거나 학회원 전체가 함께 고민해야 할 문제의식을 던질 수 있는 발표시간을 마련했다. 2014년 가을학회와 2018년 봄학회에서는 대표 세션을 한 사람이 발표하는 주제발표나 심포지엄 형식으로 진행하지 않고 좌담회 방식으로 진행했다. 2014년에는 우리 학회의 현실을 연구, 수련교육, 임상영역으로 나누어 문제점과 대안을 논의했다. 2018년 봄학회에서는 학회 30주년을 기념하여 주요 사건과 이슈들을 토론하는 자리를 마련했다. 주제에 따라서 다양한 형식을 마련하는 것 또한 학회가 고민해야 할 부분이다.

대한산업의학회 제9차 학술대회및 정기총회
일시:1992.10.7 (수)
장소:고려대학교 인촌기념관
주최:대한산업의학회

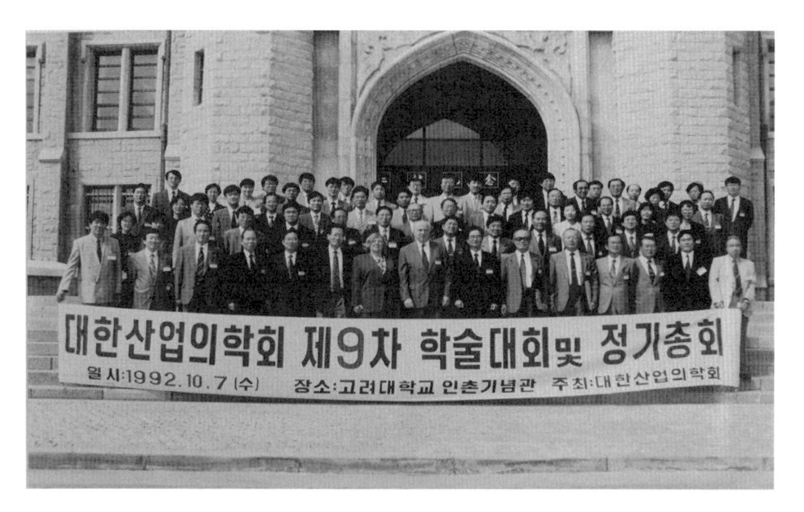

1992년(제9차) 고려대 인촌기념관에서 개최된 가을학술대회 (제공 강성규)

일시:1999. 11.18~19
제23차 대한산업의학회 추계학술대회 및 정기총회
장소:천안상록리조트
주최:대한산업의학회
후원:한국학술진흥재단, 한국과학기술단체총연합회

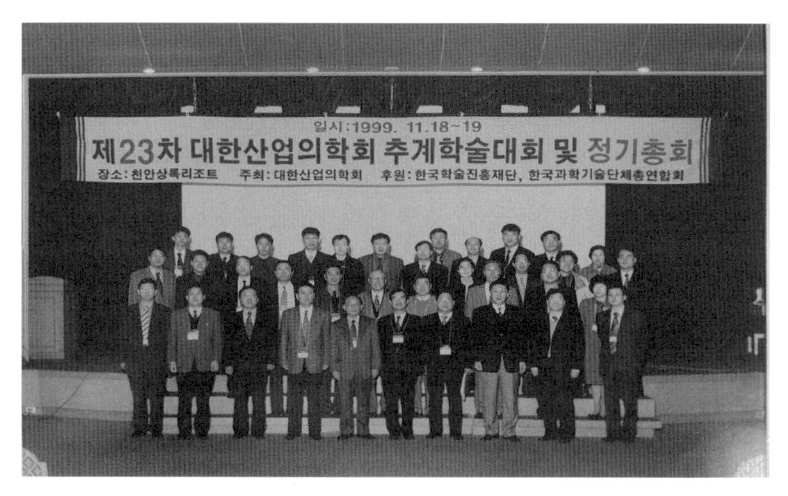

1999년(제23차) 천안상록리조트에서 개최된 가을학술대회 (제공 강성규)

2002년도 대한산업의학회 추계학술대회 및 정기총회
일자:2002 10.23~24
장소:호텔경주교육문화회관

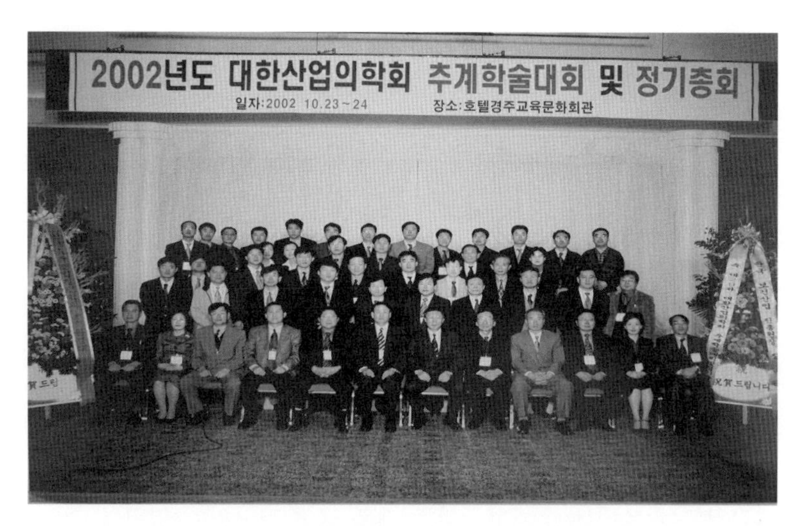

2002년(제27차) 경주교육문화회관에서 개최된 가을학술대회 (제공 강성규)

우리 학회의 가장 중요한 행사이자 우리의 모습이기도 한 학술대회는 그동안 양적으로 질적으로 많은 발전을 해왔다. 1년의 성과를 함께 나누는 자리이고, 다양한 연구 성과를 함께 공유하며 서로 좋은 자극이 될 수 있는 학술대회가 내용과 형식면에서 더욱 발전할 수 있도록 학회원들의 노력이 계속 되었으면 한다.

제2절

임상연수강좌를 시작하다

이철호 (터의원, 임상위원장)

임상위원회가 주관하는 임상연수강좌는 2007년부터 시작됐다. 연수강좌는 처음에는 추계학술대회 다음 날인 토요일에 열렸다. 2017년 제주에서 개최된 추계학술대회부터 학술대회 개회 전날인 목요일에 배치했는데, 참가자로부터 신선하다는 평가를 받았다.

임상연수강좌를 시작하게 된 계기는 2007년 1월경 부산(아리랑호텔 2층 식당)에서 열린 임상위원회 회의였다. 당시 임상위원회를 구성하는 위원[42]들은 대부분 외래 진료를 적극적으로 운영하는 기관에 종사했다. 학회원의 임상적 술기 수준을 향상하는데 의견이 모아졌다. 다른 임상학회에서는 없는 임상위원회가 직업환경의학회 내에 존재하는 이유는 전문의와 전공의 회원에게 임상적 지식과 술기를 교육하는 것이라고 판단했다.

가정의학과나 내과 등 임상과에서는 개업의를 위한 임상연수강좌를 상시적으로 개설하고 있다. 우리 과에서도 전문의나 전공의를 위한 연수강좌 특히 임상에 대한 강좌가 필요했다. 하지만 대한직업환

42) 이철호(성균관의대 마산삼성병원), 김용규(인하대병원), 박신구(인하대병원), 박정래(창원파티마병원), 성낙정(가천의대 남동길병원), 손지언(두산중공업 사내부속의원), 유재영(구미순천향병원), 임형준(한림대 평촌성심병원)

경외래협의회(KOEC)에서도 임상술기를 포함한 직업환경의학과 외래 운영에 필요한 임상강좌를 매년 2회 개최하고 있었으므로 KOEC와의 협의도 함께 진행했다.

2007년 추계학술대회를 마친 다음 날인 토요일(11월 10일)에 부산 해운대 그랜드 호텔에서 제1회 임상연수강좌가 개최됐다. 2007년 처음으로 열린 임상연수강좌의 자료집에 실린 인사말의 한 부분을 소개하면 다음과 같다.

> "돌이켜보면 산업의학과는 엄연한 임상과이면서도 기존의 활동영역이 건강진단과 보건관리대행 등을 중심으로 이루어졌던 현실로 인하여 개별적인 환자를 직접 치료하고 관리하는 임상의학적 기법이 우리의 중심적 영역으로 자리 잡지 못한 것이 사실입니다. 아마 이러한 현실적 문제로 인하여 타 학회에는 없는 임상위원회가 대한산업의학회 내에는 존재하는 것 같습니다. 그러므로 임상위원회에서는 회원들의 임상적 술기를 향상시키는 역할뿐만 아니라 이러한 임상적 술기를 우리의 활동영역으로 자리 잡게 하는 역할을 다른 제 위원회와 더불어 실행하고자 합니다. 산업의학 전공의 수련과정에서는 타과 파견을 통하여 각과의 전문적이고 최신의 임상술기를 익힐 수 있는 기회가 주어지지만, 전공의에게 이러한 기회를 더 제공하고 전공과정을 마친 전문의들에게도 대한 최신 임상적 지식과 술기를 제공하는 기회가 많아지는 것은 좋은 일이라고 생각합니다."

2007년 1회 임상연수강좌는 기본질환 I(결핵, 감기, 독감, 폐렴, 수면장애, 설사, 과민성대장증후군), 기본질환 II(고혈압, 당뇨병, 고지혈증), 건강증진(흡연, 비만), 근골격계질환(국소주사요법, 운동요법 및 IMS치료법) 등 4가지 주제로 강좌가 개설됐다.

산업의학과 전문의이면서 결핵과 전문의인 김지홍(창원산재의료원)이 결핵의 치료 및 관리방법을 강의했고, 사업장 사내의원에서 1차 의료를 담당하는 윤동영(삼성중공업), 최영희(현대자동차), 장황신(현대중공업) 그리고 손지언(두산중공업)이 각각 감기와 독감, 고혈압, 당뇨, 고지혈증에 대한 치료방법을 강의했고, 심리학을 전공한 박신구가 수면장애를 강의했다. 산업의학 전문의이면서 비만크리닉(바스키아 비만크리닉)을 운영하는 박태혁이 비만 관리에 대한 강의를 했고, 현재에도 금연을 전문분야로 하고 있는 박정래가 금연에 대한 강의를 했다. 그리고 지금은 통증크리닉을 개원하여 운영하고 있는 성낙정이 근골격계질환에 대한 강의를 했다.

제1회 임상연수강좌에서 강의를 맡은 강사는 모두 산업의학전문의로 구성됐으나, 그 이후로는 타과 전문의를 초빙하는 경우도 많았다.

임상연수강좌는 2017년까지 모두 11회 개최됐으며, 계통별[43]로 4년을 주기로 순환강좌 체제를 마련했다.

현재 임상연수강좌는 직업환경의학을 전공하는 전공의는 필수적으로 수강해야 하며, 전문의들도 수강할 수 있다. 하지만 참석자 대부분은 전공의이고 전문의 참가자는 매년 10명 수준이다. 전문의들의 수강실적이 저조한 이유는 임상연수강좌가 제공하는 임상적 지식과 술기가 현재의 직업의학 서비스(근로자 건강진단이나 보건관리대행)에서 활용하지 않는 주제이기 때문인 것으로 보인다.

향후 직업환경의학의 영역이 사업장 보건관리서비스(사내부속의

43) 2017년 소화기계, 근골격계, 신경계 ; 2018년 순환기계, 이비인후계, 정신건강의학, 응급의학 ; 2019년 호흡기계, 조혈기계, 피부계, 종양 ; 2020년 내분비계, 비뇨신장계, 산부인과, 안과 등으로 구성된 순차적인 계통별 강의.

원 포함)와 같이 개별 환자의 질환에 접근할 수 있는 체계로 전환됐을 때를 대비하여 임상위원회에서는 지속적인 임상지식의 보급과 술기의 개발을 위해서 노력할 것이다.

제3절

어렵게 이뤄 낸 직업환경의학과의 고유 의료행위

김건형(인제대학교, 보험정책위원회 간사)

직업환경의학 전문의를 배출한 2000년 이후에 직업환경의학의 고유 의료 행위를 표준화하고 이를 건강보험 요양급여로 청구해야 한다는 의견이 대두됐다.

당시 작업관련성 근골격계질환의 산재요양신청이 늘어나면서 직업환경의학 외래에서 '업무관련성 평가'나 '업무적합성 평가'가 본격적으로 늘어나기 시작했다. '업무관련성 평가'나 '업무적합성 평가'는 기존의 의료행위에는 등재되어 있지 않은 미등록 의료행위이기에 일종의 소견서 발급행위로 취급됐다. 직업환경의학과의 독립성이나 고유성을 확보하기 위해서는 의료행위로 등재해야 했다. 당시, 대한직업환경의학외래협의회가 설립되면서 협의회 내 일부 회원들이 이 일에 참여했다.

한림대 주영수 교수는 2002년에 산업의학과 고유 행위를 건강보험요양급여의 행위 정의에 맞추어 작성하는 작업을 개인적으로 수행하고 이를 학회에서 발표했다. 주교수는 산업의학과 고유 의료행위를 의협의 '의료행위전문평가위원회'를 통해 신의료기술(미결정의료행위)로 신규 등록 신청을 해야 하고, 학회 내에 이 업무를 지속적으로 추진할 위원회를 설치해야 한다고 주장했다.

학회에서는 임시로 '보험정책전문위원회'를 설치하여 운영했다. 2002년 9월 7일 동아대학교에서 1차 회의[44]가 열렸다. 이 회의에서 산업의학 고유의 '의료행위 규정' 및 '산업의학 수가 개발'을 위한 추진 계획이 세워졌다.

보험정책위는 2003년 초까지 회원들을 대상으로 '산업의학 고유 의료행위' 및 '적정 수가안'에 대한 설문조사를 시행해 춘·추계학술대회에서 공개토론회 실시하여 학회의 통일된 안을 만들기로 계획했다. 2004년에 건강보험 수가에 반영하기 위해 보건복지부, 심평원 및 대한의사협회를 설득하기로 계획했다. 설문조사는 예정대로 실시되어 '직업력 조사', '업무적합성 평가', '업무관련성 평가' 등 총 16개 고유 행위[45]를 등재 목표로 선정하게 됐다.

한편 2003년 11월에 심평원 주도로 '행위 정의' 및 '의사업무량 상대가치' 연구용역 관련 설명회가 열렸다. 당시 정부에서는 2006년부터 새로운 의료행위별 상대가치 체계를 도입하고자 심평원이 발주하여 의협에 이 연구를 의뢰한 상황이었다. 그에 따라 심평원은 이전과는 다른 별도의 '행위정의 양식작성 요령'을 제시했다.

보험정책위원회는 새로운 체계를 반영한 행위 정의를 개발해야

---

44) 참석자 : 정갑열, 홍영습, 주영수, 이철호, 강동묵, 권영준

45) 직업력 조사, 업무적합성 평가, 작업관련성 평가, 작업장 현장조사, 업무복귀 적합성 평가, 건강위험도 평가, 육체적 노동능력(PWC) 및 기능(FC) 평가, 근골격계질환의 작업관련성 평가, 중금속 중독의 진단과 치료를 위한 행위, 전정기능검사(체위검사), 신경행동검사, 말초신경기능검사(예 : vibrometer), 수지진전검사, 후각기능검사, 진동검사 : 한랭유발검사, 고엽제 검사가 선정됐다.

했다. 기존에 두 차례 실시됐던 설문을 바탕으로 2004년에 3차 설문을 실시했다. 2차 설문을 통해 선정된 16개 행위를 세분화했고 직무스트레스 평가, 특수건강진단 사전조사 등의 개념을 추가해 20개의 행위[46]를 선정해 학회원의 의견을 들었다. 설문지는 심평원이 제시한 행위 정의 양식에 맞추어 개발됐다.

보험정책위(위원장 원종욱)는 2004년에 정식으로 학회의 위원회로 발족했다. 보험정책위는 설문조사 결과를 바탕으로 '업무관련성 평가'와 '업무적합성 평가' 외에 '특검산업평가', '특검사후조치', '특검결과보고', '직업력조사(기초, 심층)', '작업부하평가', '사전조사'를 우선 등재 신청항목으로 선별했다.

2005년 10월에 대한의사협회와 심평원에 요양급여행위로 등재 신청을 했다. 그러나 보험정책위의 각고의 노력에도 불구하고 산업의학과 의료행위 요양급여 등재 신청은 심평원에서 반려됐다. 반려 사유는 '국민건강보험법 제41조의 요양급여에 대한 설명에 의하면 가입자와 피부양자에게 적용되는 것으로 근로자의 질병이 업무상 질병의 범위에 속하는 경우로 볼 수 있는지 등을 판단하는 행위나 특수건강진단 관련 행위는 산업재해환자의 진료와 관련된 행위인 만큼 건강보험요양급여 대상에는 해당되지 않는다'였다.

---

46) 업무관련성 평가, 직업력 조사(기초), 직업력 조사 (심층), 업무적합성 평가 , 사업장 방문 평가(기초), 사업장 방문 평가(심층), 작업부하평가, 특수건강진단 사전행위, 특수건강진단 결과보고, 특수건강진단의 산업의학적 평가, 특수건강진단 사후관리, 유기용제 검사(정성검사, 일반), 유기용제 검사(정성검사, 정밀) (C4512), 유기용제 검사 (정량검사, 일반), 유기용제 검사(정량검사, 정밀), 중금속 검사 (정성검사), 중금속 검사(정량검사; Flame Photometry법 또는 ASV법), 중금속 검사(정량검사; ISC-ES법 또는 원자흡광광도법), 컴퓨터 신경행동검사, 진동검사, 직무스트레스평가, 체위기록법, 말초신경장애검사, 후각검사

보험정책위(위원장 이종태)는 2009년에 기존의 반려 사유를 검토하여 전략을 수정했다. 당시 보험정책위원들은 심평원 반려 사유를 받아들여 산재나 특수건강진단과 관련이 없는 행위만을 골라 우선 등재토록 하는 안과 심평원을 재설득하는 안의 두 가지로 의견이 나뉘었다.

의견이 나뉜 까닭은 심평원의 의중 때문이었다. 표면적으로는 법적 해석에 따른 반려였으나, 실제로는 한정된 보험재정을 두고 산업의학회가 신규로 들어오는 것을 경계한 의협 내 타 학회의 견제가 큰 영향을 미쳤다고 봤다. 일부 위원들은 산업의학회의 의료 행위는 수요가 많지 않아 보험재정에 큰 영향을 끼칠 수 없다고 생각했다. 이러한 점을 잘 부각하면 건강보험 등재도 가능하다는 희망을 가졌다. 물론 일부 위원은 이러한 생각이 반영될 가능성은 낮다고 봤다.

위원들 간에 엇갈린 전망에도 불구하고 보험정책위는 '업무관련성 평가'와 '업무적합성 평가'가 직업환경의학의 고유 행위로 등재되도록 의협과 심평원을 상대로 지속적으로 설명하고 설득하기로 결정했다. 당시 간사(단국대 노상철)는 2009년에 의협의 상대가치연구단의 연구 활동에 참여해 직업환경의학 고유 의료행위를 적극 알렸다. 노상철 교수는 2012년에 직접 위원장을 맡아 직업환경의학과 의료행위 정의를 의협 연구보고서에 처음으로 반영시키는데 성공했다. 여기에 자신감을 얻어 보건복지부 신의료기술평가위원회에 '신의료기술평가'를 신청했고, 다른 한편으로는 심평원의 '행위 재분류' 도 신청해 동시에 심사가 되도록 했다.

그러나 심평원은 본 건이 신의료기술평가를 받아야 하는 사안으로 '행위 재분류'에 해당되지 않는다고 판단했고, 신의료기술평가위원회에서는 우려했던 대로 해당 행위에 대해 이전 반려 사유와 동일하게 신의료기술로 보기에 부적절하다는 답신을 주었다. 이후 보험정책위원회의 의료행위 등재 노력은 방향성을 잃었다. 위원회(위원장 김대환 교수)는 2017년에 의료행위 등재 업무를 중장기적 관점에서 재검토하기로 결정해 사실상 최우선 과제에서 내려놓게 됐다.

그런데 의료행위 등재는 전혀 다른 곳에서 새로운 국면을 맞이하게 됐다. 2017년 4월 근로복지공단은 '2017년도 직장복귀 지원 프로그램 운영계획'을 개발했다. 근골격계 및 뇌졸중 산재환자를 대상으로 재활의학과 의사가 참여하는 '직무분석', '작업능력평가', '작업능력 강화 프로그램'이 기획됐다.

여기에 근로복지공단 산재병원 소속 직업환경의학 의사들의 의견이 개진되어 '직무분석'과 '업무적합성 평가'를 직업환경의학과에서 진행하는 방안이 검토됐다. 이 계획은 현 보험정책위원이 아닌 당시 근로복지공단 정책연구를 수행했던 학회 회원들과 구 보험정책위원들[47]의 적극적인 노력에 의해 반영됐다. 보험정책위에서 그간 노력하고 개발했던 의료행위항목이 참고가 됐다. 최종적으로 산재환자의 직업재활에 필요한 재활수가 개발 부분 중 직업환경의학 의료 행위[48] 관련 요양급여 기준이 마련됐다.

비록 직업환경의학 의료 행위가 건강보험 의료행위로 등재되지는

---

47) 강동묵, 김대환, 김용재, 김인아, 김정원, 김형렬, 노상철, 이철호, 장태원, 채홍재

48) '직업력조사', '신체부담 요인조사', '기본 직무분석', '정밀 직무분석(단순)', '정밀 직무분석(복잡)', '사업장 방문료', '업무 관련성 평가 소견서', '업무 적합성 평가 소견서'

못했으나 산재보상보험 의료행위에 등재된 것은 참으로 다행이 아닐 수 없다. 회원의 전문지식과 시간 투자에 의해 작성되는 역학조사 등 각종 보고서나 업무관련 평가서 등이 단순 진료소견서와 동급으로 취급되지 않고 노력에 합당한 행위별 수가를 받을 수 있는 초석을 마련했다.

제4절

학회 30년, 사망진단서 그리고 출생신고서

김정원 (고신대학교, 제도개선위원장)

학회 30년이다. 예방의학에서 독립하여 산업의학으로 시작하면서 임상(외래)을 강화하려고 했다. 또한 직업환경의학이라는 명칭으로 변경하면서 환경 영역을 개척하고자 했다. 30년을 지나며 학회원의 규모도 크게 확대됐다. 규모가 커진 만큼 사회에서 학회에 기대하는 역할의 범위도 넓어졌다. 학회활동의 기본 영역인 전문 인력 양성, 학술 논문 발간, 연구 용역사업 수행등과 함께, 직업병 감시 체계 구축과 근로자 건강센터 운영 참여 등 '노동자 건강보호와 향상'이라는 사회적 역할도 수행해 왔다.

학회 30년이 되었다. 대부분의 학회원과 마찬가지로, 대학시절을 제외하고는, 성인이 된 이후 직업환경의학 분야에서 일해 왔다. 전문의가 된 이후로는 대학병원 근무를 선택했다는 이유로 학회 업무, 직업환경외래협의회(KOEC) 활동, 직무스트레스 학회 활동을 통해 직업환경의학의 다양한 부분을 경험했다. 필자도 이제 이론뿐만 아니라 실무적으로 산업보건 관련 일을 해온 시간이 꽤 흘렀다. 하지만 저간의 사정을 구체적으로 보면, 산업보건활동이 그리 긍정적이지만은 않다. 물론 이러한 비판적 시선은 긍정적 발전을 아직 기대하는 미련이 있기 때문이다.

야간작업 특수건강진단 문제에서 시작해 보자. 검진 대상자와 검진을 수행할 직업환경의학 전문의의 숫자, 그리고 지리적 분포에 불균형이 문제가 되었다. 불일치를 해소하기 위한, 검진을 수행할 수 있는 의사 자격을 재정립하는 것은 여러 논쟁을 불러왔다. 문제를 바라보는 시각의 다양함, 이에 비해 서로의 입장을 조율할 준비가 되지 않았던 회원들과 집행부. 이러한 부조화는 격렬한 반응으로 이어졌고, 직업환경의학의 사회적 위치를 다시 바라보게 하는 계기가 됐다. 결과적으로 회원들 내부 관계에 상당한 생채기를 냈고, 앞으로도 짙은 흔적을 남길 것이다. (사실 필자가 제도개선위원장이 된 것도 그 격렬함의 결과 중 하나다).

상처 내부에는 노사 양측에서(물론 내용은 다르다. 그리고 전문가 집단에서도) 주장하는 '특수건강진단 무용론'이 자리 잡고 있다. 우선 '무용론'은 전문가로서의 사회적 존재 의미에 관한 부분이다. 또한 말 그대로 경제적 생존과도 밀접하다. 격렬한 반응은 이 두 가지 에너지의 중첩에서 발생한 것이다. '무용론'은 또한 산업보건서비스 전반에 대한 비판이기도 하다. '무용론'의 극복 방향이 작업환경측정, 보건관리(위탁)와 유기적으로 이어지기 때문이다. 물론 방향에 대한 사회적 합의는 아직 없다. 그리고 혁신의 주체여야 할 노동부, 산업안전보건공단, 그리고 산업보건관련 전문가 모두가 동시에 비판의 대상이 되기 때문에 누구도 자유롭게 변화를 이끌어 갈 수가 없다. 그래서인지 특수건강진단 개선에 대해 누구도 공개적으로 이야기하지 않는다. 보다 정확하게는 공개적 발언이 2007년 특수건강진단기관 일제점검 때 나왔고, 이후 지속적으로 발생하는 중독성 질환 등을 계기로 수차례 제기된 적이 있지만 철저한 반성에 기반을 둔 결과물은 생산되지도 못했고, 결과적으로 건설적 논의는 확대 재생산되지 못한 채 시간이 지나면 곧 잦아들었다. 앞서 말했듯이 섣부른 비판이 존재 가치와 생존을 위협할 수 있음을 직감하기 때문이다. 아울러 우리들 스스로 전문가의 사회적 역할에 익숙하지 않기 때문이기도 하다.

한마디로 위기다. 위기는 외부적 요인에 의해 급격히 발생하는 것을 이야기하지만, 내부적으로 문제가 무엇인지에 대한 깊은 고민이 부재하는 상황과 극복을 위해 필요한 성숙한 주체라는 현실의 교집합 속에서도 존재한다. 그래서 위기론은 곧 자성론이기도 하다. 제도는 현실이다. 야간작업 특수건강진단 역시 마찬가지다. 노동부에서 발주를 했고, 연구원에서 보고서를 심사했으며, 전문가로서 학회원들이 해당 제도 도입 방안을 마련했다. 취지가 어떠했건 전문가로서 우리는 제도를 만드는데 관여했다. 운영상 한계를 경험하고 있어 개선책이 필요하나 적극적으로 나서지 못하고 있다. 특수건강진단제도의 도입과 개선과정 역시 유사했고, 다른 산업보건서비스나 관련 제도도 마찬가지이다. 이는 다른 전문직종과 관료들 모두에게 해당된다. 이 모든 제도의 한계는 산업보건에 관련한 '계(界, 전문가집단)'가 관여한 결과다. 그러기에 현 제도는 직업환경의학 '계' 그리고 산업보건 '계'의 내면을 보여주는 얼룩진 거울이다.

여기 그 거울 앞에 선 사람이 있다. 그러나 그들의 시선은 각자 다른 곳을 보고 있다. 아니 어쩌면 각자 다른 거울 앞에 서 있다고 하는 게 더 적합할지 모르겠다. 더욱이 거울이 있음을 애써 피하거나 보지 않으려는 사람들이 상당하다. 30주년 기념식과 책자로 공식 기록이 남을 것이다. 여기에 비공식적인 기억과 기록되지 않는 평가가 있다. 학회(원)의 미래는 스스로의 역사와 그리고 현재의 실천적 노력 속에서 결정될 것이다. 30주년이다. 사망진단서가 발급되지 않을까 염려된다. 기왕이면, 다음 30년을 위한 출생신고서도 함께 발급되기를 기대한다.

제5절

연구결과물 교류의 장을 국내에서 세계로 넓히며

고상백 (연세대학교 원주의대, 편집위원장)

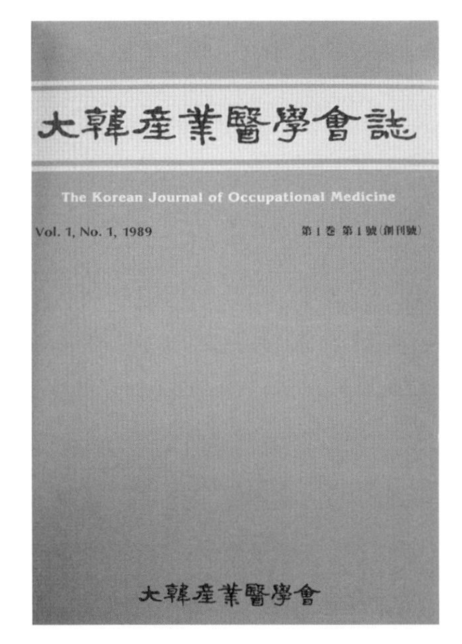

대한산업의학회지 제1권 제1호 (제공 명준표)

직업환경의학회의 학술지는 대한산업의학회가 출범한 이듬해인 1989년부터 '대한산업의학회지'로 발간됐다. 학술지 명칭은 학회명 변경에 따라 '대한직업환경의학회지'로 변경됐고, 영문 학술지로 변경함에 따라 'Annals of Occupational and Environmental Medicine (AOEM)'로 변경됐다.

학회 학술지는 성장 과정을 기준으로 3 단계로 나누어 볼 수 있다. 제1기는 정착단계 (1989년 - 1995년), 제2기는 안정화단계 (1996년 - 2012년), 제3기는 국제화단계 (2013년 - 현재)다. 학술지는 각 단계로 넘어가는 과정에서 양적·질적으로 크게 성장했다.

성장과정

먼저 양적인 발전을 본다면, 학회의 기틀을 마련하던 초기 정착단계에서는 학술지를 유지 정착하는 것이 중요 목표였다. 이 시기에는 투고 원고가 많지 않아 1년에 2회 발간을 했다. 하지만 1995년 산업의학전문의 제도가 도입되면서 전공의 과정의 논문 의무제출 규정에 의해 투고 원고 수가 증가하기 시작했다. 전문과목이 되면서 대한의학회 산하 학회 중에서도 주요 학회로 위상도 높아져 학술지를 안정적으로 발전시켜 나가야 했다.

안정화 단계에 들어서던 1996년에는 발간 횟수를 년 3회로 늘렸고, 1997년부터는 년 4회 발간으로 변경했다. 이 시기 투고된 논문 개수가 크게 증가했고, 게재불가율도 함께 증가하면서 게재된 논문의 질도 함께 좋아졌다.

국제화단계에 이르러서는 여러 논문을 한 권으로 모아 정기적으로 출간하는 방식을 탈피하고, 전자출판방식으로 변경하면서 발간 절차가 완료된 논문은 수시로 즉시 발간하는 체계로 바꿨다. 아울러 모든 연구자들이 쉽게 접근할 수 있도록 자유열람방식(open access)을 택했다.

질적으로 성장하기 위한 노력도 병행했다. 안정화 단계 중인 2000년(편집위원장 박정일)에 처음으로 학술지 평가를 위한 준비를 했다. 2001년 학술진흥재단 (현 한국연구재단)의 KCI 등재후보지로 선정됐다. 다음 목표는 등재후보지를 등재지로 승급시키는 것이었다. 이를 위해 2002년부터 편집위원장 연임 제도를 도입했다. 학술지 평가에 편집위원장이 자주 바뀌지 않고 장기간 재임해 학술지의 성격을 안정적으로 유지하는 것이 주요 평가요소였다. 이후 이세훈 편집위원장이 2002년부터 2010년까지 8년 간 재임했고, 필자가 2010년부터 현재까지 8년째 편집위원장을 맡고 있다.

학술지가 안정화되면서 직업환경의학회지는 2004년에 KCI 등재 학술지로 선정됐다. 국제화단계인 2013년에 학술지 언어를 한글에서 영문으로 변경했고, PubMed에 등재됐고, 2016년에 SCOPUS에도 등재됐다. 현재 e-SCI에 등재되어 있는데, 머지않은 시기에 SCIE에 등재될 것으로 예상된다.

학술지 명칭

대한산업의학회의 설립 목적은 산업화 과정에서 크게 증가하는 산재 사고와 직업병을 관리하고 예방하는 것이었다. 학술지명은 학회 명칭에 맞춰 대한산업의학회지로 명명했다. 1990년대 후반 직업병 문제뿐 만아니라 환경 문제에 대한 사회적 관심이 증가했다. 회원들의 관심과 연구 분야도 산업의학에서 환경의학으로 확대됐다. 학회의 영문 명칭에 환경이 포함됐다. 학술지에도 이를 담자는 논의가 진행됐다. 1999년에 학술지의 영문명이 Korean Journal of Occupational Medicine에서 Korean Journal of Occupational and Environmental Medicine로 변경됐다. 그러나 학술지 공식 명칭은 대한산업의학회지가 유지됐다. 대신 2005년부터는 학술지 명칭을 아예 국문에서 영문으로 변경해서 발간했다.

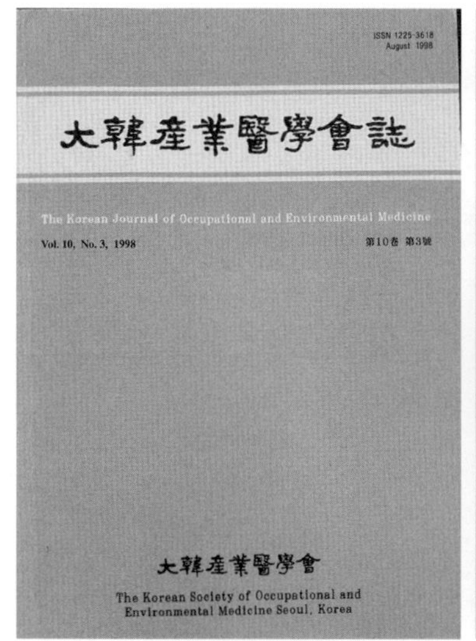

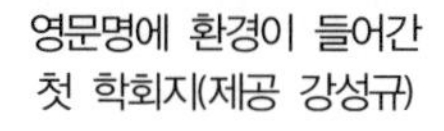
영문명에 환경이 들어간
첫 학회지(제공 강성규)

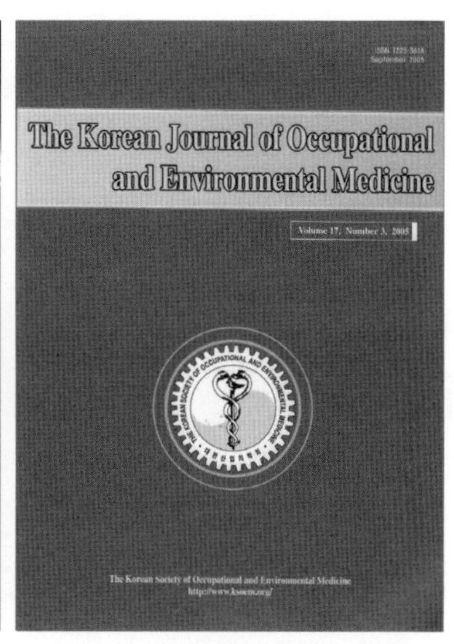

학회지 표지 제목을 영문으로 바꾼
첫 학회지(제공 강성규)

그러나 학회나 학술지의 국문 명칭과 영문 명칭이 일치하지 않는 문제가 계속 남아 있었다. 2011년 3월 8일 학회는 명칭을 대한산업의학회에서 대한직업환경의학회로 변경했다. 학술지 편집위원회(위원장 고상백)도 2011년 봄 호부터 대한산업의학회지를 대한직업환경의학회지로 변경했다.

영문화 과정

2010년 전후 우리나라에서는 학술연구의 국제화 바람이 불고 있었다. 교육부, 한국연구재단 및 한국과학기술단체총연합회 등 학술지 지원기관은 학술지의 국제화에 대한 특성화 사업과 차별적 지원 정책을 제시했다. 또한 대한의학학술지편집인협의회 가입된 각 학회 학술지 역시 빠르게 영문학술지로 변화하고 있었다. 우리 학회 내에서도 여러 회원들로부터 국문 학술지를 영문 학술지로 전환하자는 요구가 높았다. 이와 같이 학회 내외부에서 영문화에 대한 변화 흐름 속에서 2012년 가을학회 이사회에서 우리 학술지도 국제화에 뒤쳐질 수 없다는 결정을 했다. 이에 13대 김양호 회장과 편집위원장인 필자는 뜻을 같이 했고, 학술지의 국제화 작업을 본격적으로 시작했다.

하지만 영문화 과정에서 해결해야 할 과제가 한두 개가 아니었다. 우선 학술지 영문화 과정에서 학술지의 체계를 어떻게 개편할 것인지를 결정해야 했다. 필자는 여러 출판업체와 접촉하면서 학회지의 출판과 관련된 다양한 문제들을 검토한 결과 Springer를 우선 협상자로 선택했다. 우리 학술지가 의학잡지이므로 Springer는 협력사인 BioMed Central (BMC)을 추천했다. 마침 한국에 진출하려던 BMC는 우리나라에서 처음으로 우리 학회와 5년간 계약을 하게 됐다. 학술지 체계는 정기적 책자 발행 체계를 자유열람 (open access) 체계로 변환하여 국내에서 질적 변화를 선도했다.

두 번째는 학회원들의 투고를 어떻게 영문으로 유도할 것인지를 결정해야 했다. 영문 투고과정을 어려움을 겪는 회원을 위해 2013년 초기(2013년 5월 첫 영문지 발간)에는 영문교정을 지원했으며, 사독은 초기에는 국문과 영문을 혼용했다. 1년 동안 과도기적인 운영을 한 후 2014년 1월부터는 모든 과정(투고, 사독)이 영문화됐으며, 투고도 AOEM 홈페이지(www.aoemj.com)를 통하도록 했다.

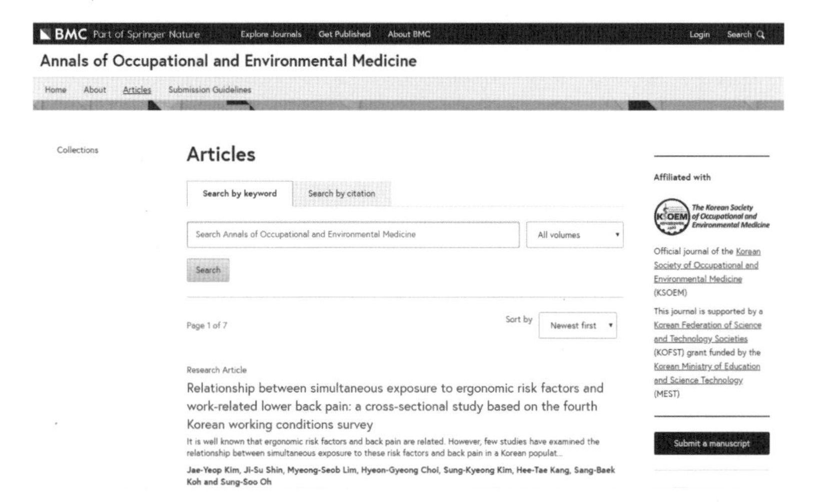

BMC Part of Springer Nature
Explore Journals
Get Published
About BMC
Login
Search
Annals of Occupational and Environmental Medicine
Home
About
Articles
Submission Guidelines
Collections
Articles
Search by keyword
Search by citation
Search Annals of Occupational and Environmental Medicine
All volumes
Search
Page 1 of 7
Sort by
Newest first
Research Article
Relationship between simultaneous exposure to ergonomic risk factors and work-related lower back pain: a cross-sectional study based on the fourth Korean working conditions survey
It is well known that ergonomic risk factors and back pain are related. However, few studies have examined the relationship between simultaneous exposure to these risk factors and back pain in a Korean populat...
Jae-Yeop Kim, Ji-Su Shin, Myeong-Seob Lim, Hyeon-Gyeong Choi, Sung-Kyeong Kim, Hee-Tae Kang, Sang-Baek Koh and Sung-Soo Oh
Affiliated with
The Korean Society of Occupational and Environmental Medicine
Official journal of the Korean Society of Occupational and Environmental Medicine (KSOEM)
This journal is supported by a Korean Federation of Science and Technology Societies (KOFST) grant funded by the Korean Ministry of Education and Science Technology (MEST)
Submit a manuscript
온라인 출판으로 변경된 학술지 투고 웹사이트(제공 고상백)

세 번째로 학술지의 국제화를 위해 편집위원회를 크게 개편했다. 부편집위원장 제도를 도입했고, 편집자문위원회(Advisory Editorial Board)를 구성하여 세계 여러 국가에서 우수한 연구자들을(11개국, 19명의 연구자) 초빙해 국제적인 학술지의 면모를 갖췄다. 2014년 1월에 PubMed에 등재됐고 2016년 5월에는 SCOPUS에 등재됐다.

더 나은 미래를 위해

직업환경의학회의 학술지는 국제학술지로 거듭 나고 있으며, 이제 SCI에 등재하기 위한 노력을 체계화하여야 한다. 이를 위해서는 젊은 세대들의 학문적 관심이 좋은 논문으로 탄생할 수 있도록 지도 전문의는 적극적으로 지도해야 한다. 일반 회원도 연구 실적을 가능

하면 우리 학회지에 많이 게재해야 하고 사독 등 학회지 운영에도 적극 참여해야 한다.

제6절
실력으로 단단한 전문 의사 만들기

정인성 (계명대학교, 수련위원장)

1995년 1월 산업의학이 전문 과목 개설이 되고 1996년부터 산업의학 수련이 시작됐다.

전공의 숫자

산업의학은 1996년 전공의 정원 18명을 배정받아 11명의 전공의를 확보하여 수련을 시작했고 4년 뒤 2000년에 1기로 10명의 정규 수련을 받은 전문의를 배출했다. 산업의학 전공의 정원은 18명으로 시작하여 현재는 35명이 됐다. 수련 초기에는 정원을 확보하였으나 전공의 충원률이 낮았고 중도 탈락자가 많았다. 2000년대 전공의 전체 정원은 3,813명으로 의과대학 졸업생보다 많은 숫자였다. 보건복지부는 2001년부터 전공의 정원 감축을 시작하여 2003년의 정원은 인기과이고 공급이 넘치는 과와 전공의 확보율이 낮은 과의 정원을 줄여 3,379명으로 감축했다. 산업의학과는 정원의 50%를 충원하지 못하고 있었다. 그러나 수련위원회(위원장 강성규)는 사회적 요구를 들어 정원을 감축하지 않고 유지해 줄 것을 요청했다. 다행히 2003년도 산업의학과는 34명을 신청하여 전년도보다 1명이 증가된 26명의 정원을 받았고 15명이 임용되어 임용률은 57.7%였다(전체는 89.1%). 이후 전체 레지던트 1년차 정원은 지속적으로 감축되어 2018년도에는 3,158명으로 줄었으나 직업환경의학과[49]는 계속 증가하여 2018년 현재 35명의 정원을 유지하고 있다.

2000년에 전공의를 시작한 사람은 10명이었으나 절반이 중도 탈락하고 2004년에 5명만 수료하였다. 2003년 수련을 시작한 전공의는 15명이었고 2007년에 13명이 수련을 마쳤다. 2005년에 수련을 시작한 사람은 2009년에 27명이 수련을 마쳐 이때부터 안정적으로 수련이 이뤄지고 있다. 2018년에는 31명의 전문의가 배출됐다.

전공의 연수교육

전공의 연수교육은 1997년(경주교육문화회관), 1998년 (포항공대), 1999년(부산 파라다이스호텔), 2000년(서울 교육문화회관) 각각 8월에 2박3일 과정으로 시작했다. 초기 4년은 중독성 질환, 진폐, 인간공학, 뇌심혈관계질환 관련 주제를 개설했다.

2001년(수유리 아카데미하우스)은 연수강좌(위원장 조수헌)부터는 임상강좌를 보강했다. 2002년(원주 토지문학관)에는 직업환경의학에 흔히 필요한 이경검사와 안저검사를 선택적으로 수강하도록 하고, 심전도, 진동검사, 신경학검사, 첩포검사 실습 과정을 포함시켰다.

49) 2012년부터 산업의학과는 직업환경의학과로 변경됐다.

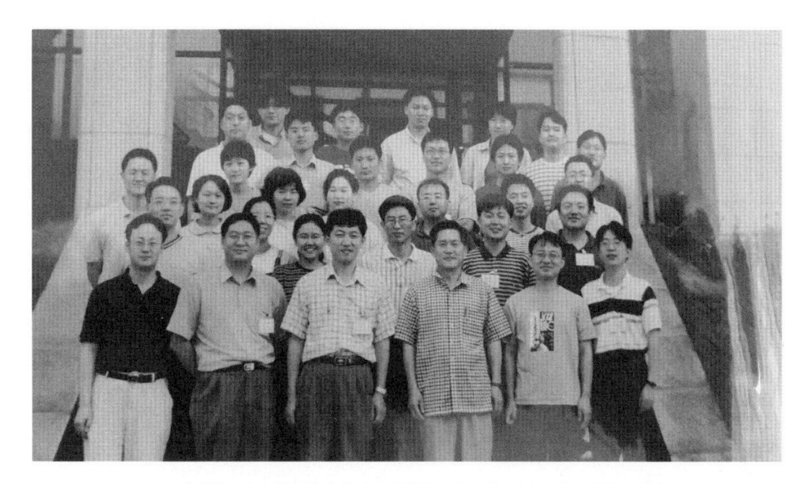

2002년 원주 토지문화관에서 개최된 전공의 연수교육(제공 강성규)

2003년 연수강좌(위원장 강성규)부터는 현장학습을 강화했다. 직업환경의학은 수련 받는 기관이 소속된 지역에 따라 노출되는 작업장의 환경이 매우 달랐다. 한국의 산업을 볼 때 전공의 수련과정에서 화학공단, 자동차공장, 조선소, 전자산업을 경험시키기로 하고 4년을 주기로 반복하기로 했다. 전체 전공의 숫자가 50명을 넘지 않아 사업장 선정에 어려움은 크지 않았다. 2003년은 연수 장소를 여수 화학단지로 선정(GS연수원)하고, 석유화학 정제과정에 대해 공부한 후 6개조로 나뉘어 현장을 방문하고 직업적 유해요인을 체크하고 발표하도록 했다.

2003년에는 전공의 수련을 통일시키기 위해 지도전문의 워크샵을 도입하기로 하고 수련위원들이 시범적으로 시행한 다음 2004년부터는 전공의 연수교육 전에 지도전문의 워크샵을 개최했다. 당시에는 지도전문의 워크샵을 시행하는 학회가 없었지만 지금은 모든 학회가 지도전문의 워크샵을 실시하고 있고, 현재는 지도전문의가 되기 위해서는 반드시 워크숍에 참석해야만 한다. 직업환경의학회는 매년 3월 첫째 주에 지도전문의 워크샵을 개최하고 있다.

2004년에는 고리원자력발전소, 2005년에는 대우조선해양, 2006년에 태백의 석탄광산, 2007년에는 현대자동차에서 연수강좌를 개최했다. 2008년에는 여수의 석유화학단지에서 다시 현장 교육을 시작했다. 그러나 2005년부터 전공의 숫자가 증가하기 시작하여 전체 숫자가 100명에 이르게 되어 더 이상 현장학습을 진행할 수 있는 사업장을 선정할 수 없었다. 2009년부터 현장학습을 포기하고 연수시설(지리산)에서 강의 위주로 진행하는 연수강좌로 환원했다. 늘어난 인원으로 숙박 연수가 어려워져 2010년부터는 연 3회 당일 연수로 변경했다. 2007년부터는 임상위원회가 주관하는 임상 연수강좌를 함께 실시하고 있다.

이와 별도로 전공의들은 자체 연수를 실시했다. 1999년 7월에 2박3일 과정으로 산업별 산업보건문제 등 실무적인 문제를 다뤘으나 2000년 1월, 2002년 2월에 시행된 후 중단되었다. 이것은 나중에 경인지역 전공의 포럼으로 발전했다.

수련기간과 과정

최초 전공의 수련기간은 4년으로, 2년의 임상의학 수련과 2년의 직업환경의학 수련으로 구성됐다. 임상의학은 내과계를 9개월 이상 하되 수련병원의 실정에 맞게 조정하도록 했다. 직업환경의학은 3개월의 독성학을 포함하여 1년의 현장 실습으로 구성됐다.

산업의학 전문과목이 생긴 가장 큰 이유는 임상의학을 보강하기 위해서인데, 임상의학은 계륵이었다. 많은 수련기관이 특수건강진단을 수행하고 있었는데, 전공의를 임상의학에 파견하면 특수건강진단을 할 의사가 없다고 불평했다. 어느 수련기관은 임상의학에는 이름만 걸어두고 전공의를 4년 내내 특수건강진단에 투입했다.

2002년에 전공의 연차별 수련교과 과정에 관한 보건복지부 고시가 개정되어 독성학 3개월이 임상의학기간에 포함됐다. 자연히 임상의학 파견 수련기간은 24개월에서 21개월로 감축됐다. 그러나 여전히 2년여 기간을 임상에 파견시키는데 수련기관의 불만이 컸다. 전공의들도 파견 나가 소속감 없이 수련받기보다는 내부 수련을 강화시켜 주기를 요구했다. 특히 외과계 수련의 효율성의 문제가 제기됐다. 2003년에 수련위원회에서는 수련기관의 의견을 들어 임상수련 중에서 외과계를 줄여 21개월을 18개월을 줄이기로 했다. 2004년에 관련 규정이 개정되어 2005년 전공의부터는 임상수련이 18개월로 감축됐다.

이후 다시 6개월이 줄어들어 2011년 고시개정으로 12개월 이상으로 축소됐다. 이는 임상과로서의 과내 수련에 대해 제한을 느껴왔던 초반과는 달리 직업환경의학의 범위가 점차적으로 광범위해지면서 타과 파견에서 수련하게 된 일반적인 임상 기초적 수련뿐만 아니라 직업환경의학의 다양한 분야에 대한 수련기간의 필요성이 높아진 결과다.

이러한 연차별 수련과정을 적용하여 수련을 함에도 불구하고 각 지역의 특성이 반영된 산업장에서의 보건관리 이슈나 환경 분야의 코호트 연구 등을 통한 수련내용이 모든 수련기관에서의 수련에 제한이 있을 수 있어 2010년 이사회에는 수련기관이 아닌 특정분야로 특화되어 있는 병원이나 기관으로의 파견을 건의하여 현재 수련기관 외 다양한 기관 및 병원으로의 파견이 이루어지고 있다.

다음은 15대 수련위원들은 위원회 활동 소감과 차세대 직업환경의학과 전문의들에게 당부하는 글이다.

제 15대 학회 수련위원

박원주: 2007년에 12기로 산업의학과 전공의 1년차를 시작했는데, 당시에는 중도 포기율이 높았다. 31명이 1년차로 들어와서 하계연수강좌 이후 1년 만에 12명이 그만 두어 중도 포기율은 38.7% 이었다. 비인기과라 수련보조금도 받는 때였다. 그사이 산업의학과는 인기과로 변화되어 전공의 정원을 모두 채우는 과로 성장했고 명칭도 직업환경의학과로 바뀌었다. 2007년 경험의 교훈은 우리가 미래의 비전을 제시하지 못하면 좋은 인재가 순식간에 썰물 빠지듯 떠나갈 수 있다는 것이다.

세상은 넓고 할 일은 많다. 직업환경의학과의 영문교과서 표지에는 지구가 그려져 있다. 직업환경의학과가 다뤄야 하는 분야는 그만큼 넓고 범위가 크다. 요즘 사회의 각종 환경의학 관련 이슈들을 보면서 우리가 전문가 집단으로서 더 열심히 해야겠다는 생각이 든다. 환경의학이라는 아직 덜 개척된 분야로서 미래 의료계의 블루오션이라고 생각한다. 미래 예측에서 유망분야 상위권에는 항상 의료와 환경이 포함된다. 직업환경의학과 전문의들이 다양한 분야에 진출하여 두각을 나타내고 사회의 오피니언리더로 활동하는 모습을 생각해 본다. 또한 이러한 모습들에서 수련과정 중 전공의들에게 밝은 비전을 보여줄 수 있는 기회가 많기를 희망한다.

이정배 : 전공의 수련의 경우 직업환경의학 전문의의 나아갈 방향과 미래상에 맞는 교육이 필요하다. 근로자들이 필요로 하는 보건의료, 지역주민들이 원하는 보건의료, 앞으로 변화할 의료 환경에 부합하는 방향의 수련이 필요하다. 따라서 수련내용은 매 5년이나 10년마다 방향성을 되짚어 봐야 하고, 다양한 이해관계자의 합의를 바탕으로 교육 내용을 수정해야 한다.

손준석: 수련과정에서 배우고 느낀 점들이 많이 있을 것이다. 수련을 마치더라도 잊지 말고 적극 참여하여 전공의 교육과정이 내실 있게 되도록 같이 노력해야 한다.

이고은 : 직업환경의학과가 태어난 이유는 노동자의 건강을 보호하기 위함이다. 그러므로 직업환경의학과 의사는 사업장에 있거나 사업장과 매우 가까이에 있어야 한다. 그런데 한국의 기업문화, 지배구조, 노동자들의 방관 등으로 직업환경의학과 의사의 사업장 진입기회는 줄어드는 반면에 오히려 타 전문과목이 기업의 건강을 관리하겠다며 대기업을 중심으로 조직적으로 접근하고 있다. 그동안 직업환경의학 의사의 역할은 일차 진료자나 업무적합성평가에만 집

중됐는데, 사업장에서 산업보건이 기업 경영의 중요한 한 부분이라는 것을 인식시키는 방향으로 노력해야 한다.

이를 위해 병원별로 차이가 큰 수련과정을 표준화해야 한다. 현재 검진과 보건관리 중심의 교육과정에 원인규명을 위한 역학조사나 직업 재활 등이 포함되어야 한다. 사업장 보건관리 계획, 조직행동론, 커뮤니케이션론 등 경영학 쪽 교육도 필요하다. 의사는 전문성을 강조하면서 전공 이외의 학문에 대해 소홀하지만 일반인들은 의사에 대한 높은 수준의 지식과 경험을 기대하고 있어 이것이 맞지 않으면 노동자의 신뢰가 무너지게 된다. 사업장내 산업보건에 관련된 여러 부서와 협력하고 조율할 수 있는 리더십 교육이 필요하다. 임상교육은 입원환자 중심으로 이뤄져서 현실과 괴리되어 있다. 그렇다고 이를 직업환경의학과에서 보완해주지도 못하고 있다. 오히려 외부기관이나 사업장의 실무수련에서 필요한 내용을 더 배우는 경우가 있다. 수련은 실무를 익히는 것이므로 이러한 실무수련이 강화되어야 한다.

이준희 : 직업환경의학과는 일하는 사람의 건강을 보호하기 위한 과이다. 우리가 지켜야 할 대상이 한정된다고 생각하기 쉽지만 잘 생각해 보면 일을 하지 않는 사람은 없다. 직업적인 위험요인과 환경적인 요인까지 아울러야 하는 직업환경의학과는 결국 모든 사람을 아우를 수 있는 사람들이어야 한다. 수련위원회는 훌륭한 의사들을 교육하여 더 훌륭한 직업환경의학과 의사를 만드는 과정에 가장 큰 역할을 하고 있다. 직업환경의학과 의사로 갖추어야 할 것들은 시대에 따라 변하고 있고 그에 따라 기본은 지키되 유연성도 유지해

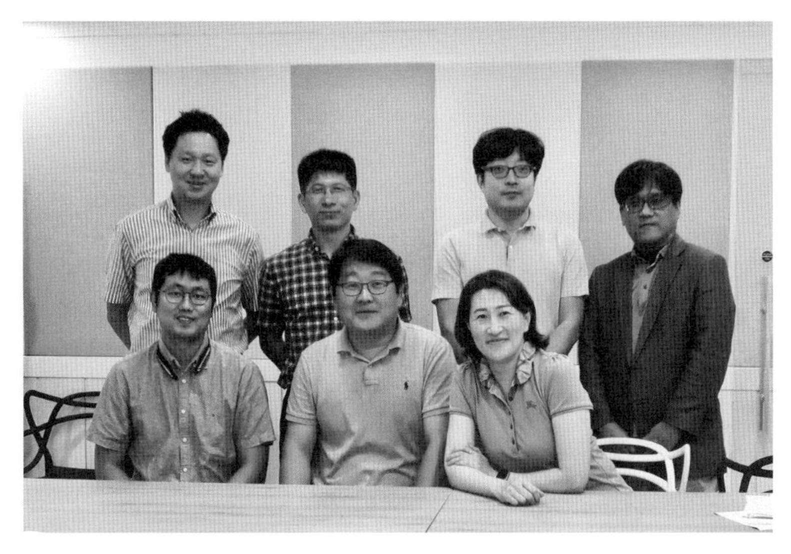

2018년 수련위원회 (제공 정인성)

야 할 것이다. 현장을 가장 잘 알고 그에 적용할 수 있는 훌륭한 지식을 기르며, 사회에 영향을 주고 더 나은 사회를 만드는 연구를 시행하고, 일하는 사람들을 향한 의료행위 모두를 훌륭하게 행하는, 지금보다 더 나은 직업환경의학회의 모습을 만들 수 있는, 선배보다 잘난 후배를 양성하는 직업환경의학회의 수련위원회가 되기를 기대한다.

윤성용 : 2018년 3월 직업환경의학과 지도전문의 워크숍에서 브레인스토밍 방식으로 전공의 수련을 통해 습득해야 할 핵심 지식과 능력에 대한 논의가 있었다. 합의된 핵심 역량에 대한 실무적 활용 능력을 갖추기 위해서는 표준화된 교안의 제작이 필수적이다. 해당 분야의 최고의 실무 전문가들이 함께 충분한 예산과 기간을 가지고 교안을 제작하고, 다양한 전문가, 연구자 집단의 감수를 받아 학생

용이 아닌 전문의에게 필요한 직업환경의학 교과서를 만들어야 한다. 표준화된 교안은 전문의 및 전공의의 연수교육에 활용할 수 있다. 안전보건공단의 직업병 심의 사례는 분야별로 교육 교안을 만들어 전공의 연수 강좌에서 정례적으로 제공되어야 한다. 수련기관에서 경험하지 못한 직업병 사례를 접할 수 있는 좋은 기회가 될 것이다. 전공의 시절에 경험한 직업병 진단 및 사후관리 사례는 평생 잊히지 않는 기억으로 남아 있다. 직업환경의학과 수련을 통해 병원 및 지역사회에 필요한 최고의 실무 전문가 될 수 있기를 기원한다.

최원준 : 학회를 설립한지는 30년이 됐고, 명칭을 직업환경의학회로 바꾼 지는 7년이 됐다. 그만큼 학회의 역사만큼 깊어지고 지평은 넓어졌다. 수련위원의 활동은 직업환경의학을 함께 할 동료를 만들어 가는 과정에 참여하는 것이다. 학회가 처음 생겼을 때보다는 발전과 긍정적인 변화가 있었지만, 세상은 변화고 사회와 노동자들의 목소리는 다양해졌다. 4년의 수련기간을 치열하게 보내고 학문을 하든 사업에 참여하든 한 분야에서 노력하면 자신만의 직업환경의학의 나침판을 만들 수 있을 것이다.

윤진하 : 건강의 결정 모형이 과거의 생화학적 모형으로부터 최근에는 사회의학적 접근까지 확대되고 있다. 이러한 사회적 요구에 가장 밀접한 학문이 직업환경의학이다. 장시간 근로도 피로/과로라는 산업보건문제에서 일과 삶의 균형이라는 사회적 의미로 확대되고 있다. 이제 직업환경의학에서 환경은 물리적 환경뿐만 아니라 사회적 환경도 포함해야 한다. 수련의 방향도 사회의학적 의미를 포함시

켜야 한다.

강희태 : 직업환경의학은 매년 30여 명의 전문의가 배출되어 양적으로 확장되고 있다. 하지만 최근에 배출되는 전문의들 상당수가 검진기관에서 검진을 하는 업무에만 얽매여 있어 직업환경의학의 역할에 대한 아쉬움을 준다. 직업환경의학이 나아갈 길로 세 가지 방향으로 정리해 본다.

첫째는 사업장 속으로 들어가는 직업환경의학이다. 직업환경의학은 현재의 검진기관이나 보건관리전문기관 속에서 너무나 많은 한계를 가지고 있다. 전통적인 산업보건 역량을 제대로 펼치기 위해서는 사업장 속으로 들어가야 한다. 그러기 위해서는 사장되어 있는 산업보건의 제도가 부활되어야 한다. 또한 사업장에서 역할을 제대로 하기 위해서는 다양한 임상적 지식뿐 만아니라 직업재활과 같은 분야의 경험과 지식이 필요하고 조직경영, 소통에 대한 이해도 필요하다.

둘째는 산업구조의 변화에 맞는 직업환경의학의 역할을 정립해야 한다. 제조업, 유해물질 위주의 현재 직업환경의학의 역할은 변화가 필요하다. 산업구조 변화에 대응하기 위해서는 사회경제학에 대한 이해가 필요하며, 점차 강조되고 있는 정신건강 관리에 대한 실무능력이 필요하다.

셋째는 환경의학을 강화해야 한다. 시민사회가 성숙하면서 환경성질환에 대한 관심이 점차 증가하고 있고, 직업환경의학 전문의에게 거는 기대도 점차 증가하고 있다. 하지만 직업환경의학 수련과정은 이런 변화에 발 빠르게 대응하지 못하고 있다. 환경의학에 대한

다양한 경험이 필요한데, 현재는 일부 전문가에게만 기회가 집중되고 있다.

미래의 직업환경의학은 지금과는 다를 것이다. 변화를 능동적으로 맞기 위해 지혜를 모아 나아갈 방향을 정하고, 전문가를 제대로 키울 수 있는 시스템을 구축해야 한다.

이혜은 : 수련위원으로 활동하면서 가장 즐겁고 기억에 남았던 일은 2014년부터 3년간 전공의 연수를 준비했던 일이다. 과거에는 연 1회 숙박 연수강좌가 있었지만 2010년부터 연 3회 주말을 이용해 강좌를 개최하고 있다. 전공의 과정 중 꼭 교육받아야 할 주제를 선정하여 4년의 주기로 반복하고 있다. 송한수 위원과 함께 가장 적절한 강사를 찾아 섭외했고, 하루 중 1-2시간은 전공의들의 의견을 받아 내용과 강사를 선정했다.

연수교육을 요청받은 강사들은 시간이나 거리와 관계없이 흔쾌히 수락하고 열정적으로 강의해 줬고, 먼저 강의를 하겠다고 자청하는 분도 있었다. 연수교육을 준비하는 관계로 대부분의 강의를 듣게 됐는데, 전문의로서 듣는 강의는 또 다른 매력이 있었다. 이제 전공의 연수교육을 전문의에게도 개방하는 것이 좋겠다는 생각이 들었다.

2015년 상반기에는 연수강좌를 울산으로 이전한 산업안전보건공단에서 열게 되어 1,2차를 통합하여 오랜만에 숙박형 연수강좌를 진행했다. 지도교수 없이(!) 100명이 넘는* 전공의들이 함께 모여 하룻밤을 지내며 연차별 모임을 가지며 친목을 다졌다.

수련위원회가 수련 표준화를 위해 많은 노력을 했다. 이제는 적어도 이론적 측면에서는 전공의 연수와 학회 참여 의무화로 어느 정도 기본적인 공통 교육은 갖췄다고 본다. 그렇기에 전공의 연수는 수련위원회에서 앞으로도 가장 열심히 해야 할 활동 중의 하나이다. 또한 어느 기관에서 수련을 받던지 산업보건 실무능력도 공통적으로 배양할 수 있도록 수련위원회의 역량을 다해야 한다.

제7절

정체성을 찾기 위한 노력: 경인지역 전공의 모임 20년

김형렬 (가톨릭대학교 서울성모병원)

직업환경의학 전공의 (당시 산업의학 전공의) 수련은 1996년부터 시작되었다. 필자는 2001년에 전공의를 시작했으니까 전공의 수련이 시작된 지 6년이 지나고 나서였다. 당시에는 직업환경의학교실이 분리되어 있는 곳이 많지 않았고 지도 교수님들도 대부분 예방의학교실 소속이었다. 우리의 선배들과 동기들은 지도교수들이 예방의학 전공의 시절에 받았던 수련 내용에 21개월의 타과 파견이 더해진 수련을 받고 있었다. 그리고 검진과 보건관리대행 업무를 했다.

직업환경의학 수련은 예방의학의 산업보건 분과 수련에 타과 파견을 통한 임상능력을 키우는 것을 더한 것일까? 당시 선배들과 우리 동기들의 고민이었다. 왜냐하면 새로운 과목의 수련을 시작한다는 것은 과거와 다른 새로운 정체성을 찾기 위한 노력을 하는 것이니까...

그런데, 우리들은 서로 다른 일을 하고 있었다. 어떤 전공의는 대학원 수업을 듣고 교수님 연구를 하고 현장 조사 하는 업무를 했고, 또 다른 전공의는 일주일 내내 오전에는 출장 검진을 가고 오후에는 보건관리대행을 했고, 저녁에는 검진 판정을 했다. 누구는 직업의학을 했고, 누구는 환경의학을 했다. 각 기관의 특성은 존중 받아야 하고, 그런 차이가 선택의 폭을 넓히고 다양성을 만든다. 그런데 적어도 절반은 비슷한 내용의 수련이어야 했다. 당시에도 수련기관 평가가 있었고, 전공의 연수가 있었지만 각 수련기관에 공통 수련의 내용을 만들거나 강제하기 힘든 상황이었다.

그래서 전공의들은 학회에서 주관하는 전공의 연수와 별도로 전공의들이 기획한 프로그램을 만들기도 했고, 지역별로 주말에 모여 공부하는 모임을 만들었다. 필자가 1년차였던 2001년에는 매주 토요일에 모였다. 당시에는 토요일에도 일을 했으니까, 주로 오후에 모이거나 일요일에 모였던 것 같다. 외국 교과서를 번역하는 것을 나눠서 했고, 역학공부도 하고, 인간공학 평가도구 공부도 했다. 직무스트레스 평가도구에 대해서도 관련 연구에 대해서도 같이 공부했다. 서로 모이는 것만으로도 좋았다. 다른 전공의들은 무얼 하는지 알고 싶었고, 내가 하고 있는 일도 알려주고 싶었다. 그렇게 전공의 시절 4년 동안 주말 모임은 매주, 격주, 또는 한 달에 한 번씩 계속되었다.

2005년에 전문의 자격을 취득하고 가톨릭대 교수로 발령받고 나서 이 모임을 좀 더 안정적으로 해보고 싶었다. 그래서 한 달에 한 번씩 하는 모임으로 정례화하고 강의를 듣는 시간과 각 기관별로 발표하는 시간을 정했다. 강의는 전공의 연수 프로그램과는 차별성을 갖는 주제를 선정했다. 최근 부각되고 있는 연구주제, 방법론을 다뤘고, 우리 분야에서 열심히 하고 있는 분들을 전공의들과 만날 수 있게 하고 싶었다. 내용을 듣고 배우는 것도 좋지만 좋은 롤모델을 만나는 것이 더 지속성을 갖는 동기부여라고 생각했다. 그리고 매달 2개 기관이 주 발표 기관으로 30분씩 발표를 했고, 그 외 기관은 발표하고 싶은 주제를 10분 내외로 발표하게 했다. 다른 기관의 전공의들이 어떤 일을 하고 고민을 하는지 함께 공유하는 시간이었다.

1년에 한 차례 2박3일 하던 전공의 연수 프로그램이 2007년부터 1년에 4차례 진행하는 프로그램으로 변경됐다. 그리고 가을 학회 때는 임상연수강좌, 학술위원회에서 개최하는 워크숍 등도 열린다. 수련기관 평가도 강화되어 전공의 수련을 제대로 할 수 있도록 관리 감독하고 있다. 학회가 발전하는 과정에서 겪어야 했던 불안정, 정체성 혼란 등은 여러 사람들의 크고 작은 노력을 통해 변화를 만들어 내고 있다. 직업환경의학을 하는 후배들의 역량을 키우고 함께 공감하는 영역을 만들어 나가는 것은 무엇보다 중요한 우리의 역할이 될 것이다.

전공의 모임에서 강의를 해주신 여러 선생님들, 그리고 프로그램을 함께 맡아서 진행해 주신 구정완, 김용규, 안연순, 장태원, 이혜은, 명준표, 윤진하, 강모열 교수, 그리고 함께 좋은 프로그램을 만들어 주신, 이미 전문의가 된 많은 전공의 선생들께 고마움을 전한다.

제8절

전문의 시험문제 보살피기

송재석 (가톨릭관동대학교, 고시위원장)

고시위원회는 전문 과목 가진 모든 의학회에 있다. 전문의 시험문제를 관리하고 시험 출제를 주관하는 위원회다. 고시위원회 운영에 관해서 길다면 길고, 짧다면 짧은 역사, 그 역사의 뒷얘기를 해볼까 한다. 고시위원회의 활동 내용을 너무 구체적으로 기술할 수는 없다. 워낙 고시위원회는 음지에서 일을 하는 곳이니까. 일은 투명해야 하지만 내용까지 투명하면 안 된다. 그래서 고시위원회에서 일어났던 변화 중 전산화작업에 관한 부분만 기술한다.

필자가 고시위원회에 들어간 해는 2002년이었다. 당시 나는 컴퓨터를 잘 쓴다고 하는 이유로(20년 전 얘기이니까 착오 없으시길) 정보화위원회에서 일을 하고 있었는데, 고시위원회에서 문제은행을 전산화하겠다고 하는 생각을 갖고 문제은행 전산화 작업을 하는 과정에서 정보화위원들을 고시위원회로 끌어들인 것이다. 그리고 그 세월이 15년이 넘었으니..

하나의 비밀 아닌 비밀. 문제은행라고 얘기를 하면 도대체 뭘까

궁금해 하는 사람들이 많다. 별거 없다. 약 70센티 높이의 금고보다는 허술하고, 그냥 캐비닛보다는 열쇠가 더 달린 금고와 캐비닛의 중간 정도 되는 '물리적으로 존재하는' 함(뱅크)이다. 여기를 열어보면 산업보건관리학, 직업병학, 산업역학 등의 이름이 적혀진 서랍이 있고 그 서랍을 열면 A4 반 정도의 카드가 쭉 꽂혀 있다. 여기에 문제와 답이 적혀있는 것이 문제은행의 진실이다. 지금은 없지만.

이것을 매년 전문의 시험 때마다 의협에서 가지고 나와서 출제를 하게 되는데, 출제하는 과정은 아날로그 그 자체였다. 먼저, 적당한 문제를 선택하고, 그 문제카드를 복사하거나 타이핑을 한 후, 시험용지에 잘라 붙이는 것이 문제 출제과정이었다. 그러니, 편집과정이란 것 자체가 어렵고, 형식자체도 얼마나 조악했겠는가. 그래서 김해준 교수가 위원장으로 있던 시절인 2001년. 과감하게 전산화 작업을 하기로 결정했다. 무려 아래아한글로!! 이때부터 지난한 전산화 과정이 진행되기 시작했다. 처음의 '아래아한글'로 진행한 전산화 과정에 필자는 참여하지 않았다. 다행스럽게도.

그렇지만, 참여했던 고시위원들이 점차 느끼기 시작했다. 아래아한글은 문서를 작성하거나 편집하는 프로그램이지 전산화, 혹은 DB화 할 수 있는 프로그램이 아니라는 것을. 뭔가 제대로 된 소프트웨어를 사용해야 한다는 것에 모든 고시위원들이 공감을 하기 시작했다. 다음 고민은.. 만들 것인가, 아니면 다른 소프트웨어를 이용할 것인가였다. 그런데, 우리 학회는 근본적으로 청빈함을 자랑하는 곳 아니던가.

프로그램을 만들 수는 없다고 판단하고 기존의 프로그램에서 적당한 것을 사용하기로 결정했다. 그 과정에서 당시 정보화위원장이었던 김수영교수가 edupager라고 하는 소프트웨어를 추천했고, 다른 대안이 없던 우리는 아래아한글로 되어 있던 자료를 edupager로 옮기는 작업을 시작했다. 이른바 2차 전산화 작업이었다. 이렇게 거창하게 1차, 2차로 이름을 붙이는 이유는 단 한 가지. 전산화 작업을 할 수 있는 시간이 별로 없기 때문이었다. 고시위원회는 1년에 두 번 작업을 한다. 그것도 문제은행을 의협에서 가지고 나와서 옮겨야 하고, 짧은 기간 동안 한정된 인원을 가지고 입력 작업을 해야 해서 약 3천개 남짓한 문제 들을 입력하는 작업도 최소한 3-4년 정도 걸리기 때문이다.

그렇게 2차 전산화 작업을 한 후, 2-3년 동안은 edupager라는 프로그램을 이용해서 문제 출제를 했다. 그러다가 우리는 또 다른 고민을 하게 된다. 이용자가 원하는 대로 작업할 수 없는, 우리에 맞지 않는 소프트웨어로 작업을 하는 것이 결코 만족스럽지 않다는 것을.

결국 3차 전산화작업을 하게 되고, 필자가 알음알음해서 알고 있던 전산회사 사장에게 터무니없는 가격으로 프로그램 제작을 의뢰했다. - 지금 이 프로그램은 응급의학회와 우리가 사용하고 있다. - 왜 또 거창하게 3차 전산화 작업이라고 하냐면, 프로그램은 만들었는데, 데이터 이동이 불가능하다는 것을 알고 말았기 때문이다. edupager 프로그램을 개발용으로 사지 않았기 때문에 우리가 DB에 직접 접근할 수가 없었다. 그래서 다시 한 번 수동으로 데이터 이동 작업을 하기 시작했다. 수동 데이터 이동작업이라고 하는 거는 좀 더 쉽게 설명하면 문제 하나하나를 다시 입력하거나 카피-페이스트를 하는 작업을 말한다. 2-3년 동안.

그렇다. 고시위원들은 학문적으로 뛰어난 사람이 아니라 체력적으로 뛰어난 사람들이다. - 실제 고시위원들이 학문적 열정을 불태우다가 합격률 때문에 문제가 된 학회들을 여럿 보았다. -

물론 고시위원회가 저것만 한 것은 아니다. 매년 문제를 2-300개씩 교체하고, 나쁜 문제는 버리는 등 일들을 하지만, 그것은 모든 학회가 다 하니까.

필자는 우리 학회에서 최장수 위원장으로 통한다. 고시위원들도 많이 바뀌지 않는다. 실제로 겨울에 들어가서 2박 3일 동안에 객관식 125문제를 출제하고 편집, 교정, 검토하는 작업은 베테랑들의 노련함이 제일 중요하다. 그러나 이제는 돋보기를 끼지 않으면 원고도 잘 안 보이는 상황에서 새로운 젊은 선생님들의 참여가 절실히 필요하다는 것 또한 사실이다.

제9절

집단지성이 다시 피어오르길 기다린다

김수근 (성균관대학교 강북삼성병원, 교과서편찬위원장)

2012년 전북 변산에서 개최된 추계학술대회에서 김양호 차기 학회장과 교과서 출판에 관한 논의를 시작했다. 동년11월과 12월에 준비모임을 하고 편찬위원회, 편집위원회 및 검독위원회를 구성했다. 편찬위원회는 교과서의 전체적인 방향과 구성 등을 결정하고 학회와(학술, 수련, 고시위원회) 협의를 맡았고, 편집위원회는 집필과 출판을 담당하고, 검독위원회는 제출된 원고 검독을 맡았다.

2013년 1월 5일에 첫 편찬위원회를 열고 정한 교과서 편찬방안을 다음과 같았다. 직업환경의학의 정체성을 담아야 한다. 전공의를 주대상으로 하고 학부학생도 활용할 수 있도록 한다. 아울러 업무상 질병과 산재관련 업무에 종사하는 타과 의사도 볼 수 있는 내용을 담는다. 전문의가 실무적으로 일을 할 때 도움이 되고, 활용할 수 있는 내용으로, 이론적인 것보다는 실무적인 지식과 사례 등을 충실하게 담도록 한다. 산업보건보다는 직업의학, 환경보건보다는 환경의학에 대한 내용을 담아내야 한다. 업무적합성평가, 직장원직복귀, 업무관련성평가, 사업장 보건관리, 건강진단, 장애평가 등 직업환경의학의 특수한 분야를 실무적인 입장에서 담아내야 한다. 인접 학문의

접점을 넓히고 관련 전문가를 집필자로 초빙한다.

이러한 원칙하에 학습목표와 교과서 구성을 정했다. 학습목표는 수련위원회에서 담당하고 있었는데 2008년도 개정 작업이 완료되지 못했다. 그래서 학습목표는 기존의 학습목표와 개정안을 바탕으로 편집위원회에서 새로 정하기로 했다.

2013년 2월 23일에 전남 화순병원에 11명의 학회 회원이 모였다. 우선 교과서를 총론, 유해요인, 주요공정, 직업성 질환, 환경의학, 관리, 새로운 과제 등을 주제로 7편으로 구성하기로 결정 했다. 당시 집행부의 임기 내에 출판하여 2014년 추계학술대회에서 출판기념행사를 하는 것을 목표로 했다.

다음 단계는 학습목표를 완성하는 것이었다. 기존 외국 도서를 참고하고 토론을 거친 끝에, 동년 5월 초에 장별 학습목표를 포함하지 않은 구성안을 마련했다.

교과서 편집안은 전체 회원들에게 회람했는데, 10명의 회원이 의견을 보내줬다. 전공의와 전문의들이 이용 가능한 교과서를 만든다는 것과 계통 중심의 기술로 임상의학과목의 정체성을 높이는 방향으로 기술하는데 동의했다. 다만 학습목표가 세워지지 않은 것에 대한 우려도 있었다. 제출받은 의견을 반영하여 2013년 6월 초에 최종 구성안이 마무리됐다.

최종 구성안이 마련된 후 우선 각 장별 학습목표를 세우기로 했다. 7개의 편별로 편집위원이 기존의 학습목표를 참고하고 직업환경의학 전문의의 핵심 역량을 정리하여 학습목표에 반영하고 부족한 부분은 집필진에게 보완해 줄 것을 부탁하기로 했다.

2013년 8월부터 집필 희망자를 접수받았다. 약 95명이 집필자로 선정되어 집필에 참여했다. 집필안내와 집필의뢰서가 11월 3일에 발송됐다. 집필자당 기존 학습목표를 참고하여 학습목표를 직접 정리하고 원고는 A4 용지 10장 내외로 작성해 줄 것을 부탁했다.

2014년 5월경에 대부분의 원고가 제출됐다. 제출된 원고의 가장 큰 문제점은 출처와 인용이 제대로 작성되지 않은 것이었다. 수정을 요청하고, 오탈자를 수정하고 표와 그림을 정리하는 데에 많은 시간이 소요됐다. 집필자에게 학습목표와 서술 내용의 범위와 깊이를 모두 일임하다 보니 각 장별로 수준의 높낮이가 달랐다. 내용도 독자에게 필요한 내용보다는 집필자의 관심에 초점을 두어 기술됐다. 용어도 집필자마다 달랐다. 용어를 담당한 편집위원을 포함한 8명으로 구성된 용어 편집위원회를 만들어 약 2,000개의 용어를 정리했다. 용어집은 학회 홈페이지를 통해 제공되고 있다.

교과서는 다수의 의견을 정리하여 체계적인 계획을 세우고 제작되어야 하나, 발간의 시급성을 고려하여 짧은 시간에 방대한 양을 새로 편찬하다 보니 집필자에게 학습목표, 단원 구성, 용어 표준화, 원고 분량 등을 일임하게 됐다. 그래서 출간된 교과서에 대해 내용은 좋으나 전반적으로 통일성이 부족하다는 지적이다. 이는 차기 출판본에서 개선되리라 본다. 아직 미흡하지만 독자적 교과서를 출판했다는데 만족한다. 이는 8명의 편집위원, 7명의 검독위원 및 95명의 집필자들의 헌신적인 노력이 있어 가능했다. 검독위원들은 각각 150쪽 내외의 원고를 처음부터 끝까지 검독하여 용어의 표준화와 중복되는 부분을 정리했다.

집단지성으로 만들려 했던 교과서가 개인 지성에 의존한 결과가 됐다. 그러나 계획된 예산도 없이 도전한 교과서는 예정대로 2014년 추계학술대회에 맞춰 1,000부의 초판이 출간되어 회원뿐만 아니라 직업환경의학 관련 전문가에게 보급됐다.

이제 온라인 교과서 제작이 준비되고 있다. 온라인 교과서 제작에는 집단 지성이 발휘되어 직업의학전문과목의 핵심역량을 설정하고 학습목표를 세우고 독자를 위한 교과서가 편찬되기를 기대한다.

제10절

늘어가는 환경문제 해결을 선도하며

홍영습 (동아대학교, 환경의학위원장)

직업환경의학회는 1988년 대한산업의학회로 창립했지만, 대국민 환경보건문제 및 환경의학의 수요에 적극 대처할 책임과 의무가 있는 학회로 역할을 수행하고자 2년간 회원들의 의견을 수렴하여 2010년에 환경을 삽입하여 대한직업환경의학회로 명칭을 변경했다. 학회의 영어명칭은 1997년 염용태 회장 때, 환경을 넣어 Korean Society of Occupational and Environmental Medicine (KSOEM)으로 변경했었다. 환경의학 활동을 뒷받침하기 위해서 2012년에 환경의학위원회를 설치했다.

제 1기 환경의학위원회(2012-2014)는 하은희 위원장을 중심으로 환경의학 뿌리내리기라는 슬로건으로 환경의학의 개념 정립, 어린이 환경보건 출생코호트 사업 등을 수행했다. 2기 위원회(2015-2016)는 홍영습 위원장, 예병진 간사를 중심으로 김병권, 채홍재, 김세영, 김환철, 박소영, 이영일, 최원준, 하미나, 권호장, 하은희 교수가 활동했다. 학회 내에 환경의학의 비중 증가와 역할 강화, 정부와의 소통 강화를 위해 환경부-학회 정례 간담회를 개최하는 등 많은 노력을 기울여 왔다. 3기 위원회(2016- 현재)는 홍영습 위원장, 정경숙 간사를 중심으로 김환철, 최원준, 박소영, 배상혁, 명준표, 윤진하, 김현주, 김규상, 예병진, 하은희 교수가 활동하고 있다.

최근 본 위원회 및 우리학회의 회원들이 수행하고 있는 주요 환경의학 사업들을 살펴보면 다음과 같다.

2007년 제정된 환경보건법에 따라 시작된 환경부 환경보건센터 사업에 의해 설치된 15개 센터 중 8개 센터에서 우리 학회 회원들이 주도적인 역할을 수행하고 있다. 소아발달장애 환경보건센터(단국대, 2007), 선천성기형 환경보건센터(서울대, 2008), 아토피질환 환경보건센터(제주대, 2008; 울산대, 2009), 석면중피종 환경보건센터(부산대, 2008), 석면폐질환 환경보건센터(순천향대, 2009), 중금속노출 환경보건센터(동아대, 2012), 유해가스 노출 환경보건센터(순천향대, 2013) 등을 통해서 국가적인 주요 환경보건문제의 핵심적인 역할을 수행하고 있다.

2016년 학회차원에서 환경역학조사 선진화 방안 마련 연구 사업을 수행하며 국내외의 환경역학조사의 문제점을 검토하여 환경역학조사의 올바른 방법과 지침을 제시했다(학회장 우극현). 또한 원전방사선노출 주민 건강영향평가사업(1차 조사 1991-2011, 2차 조사 2013-2015), 가습기 살균제 폐질환 임상진단 및 조사 판정위원회 참여(백도명 등, 2016-2018), 석탄 화력발전소 주변 주민건강영향 평가 사업(백도명, 권호장, 이지호, 홍영습 등, 2016-현재), 산단지역, 폐광지역 등 취약지역 주민 건강영향평가 사업(이병국, 박정덕, 사공준, 문재동, 김헌 등, 2005- 현재), 난개발에 따른 환경오염 피해 우려 지역 역학조사 사업(임종한, 김현주 등, 2013-현재), 생리대 건강영향평가 사업(하미나 등, 2017-현재), 미세먼지와 생활 속 유해물질에 대한 위해도 소통을 위한 교재 발간 사업(하은희 등, 2018- 현재) 등을 수행하며 증가된 환경의학의 수요에 대응하고 있다.

최근에는 환경오염 피해 구제법 등과 관련해서 환경오염과 연관된 피해자 규명, 인과성 규명, 판정 절차 확립, 진단체계 개발 및 대응 매뉴얼 작성 등의 후속적인 작업을 준비 중에 있으며, 아울러 환경의학 교육과정, 교재 개발 및 관리체계 구축을 위한 연구 및 실행 방안을 환경부를 통해서 추진하고 있다. 향후 학회 내에서 환경의학의 비중을 더욱 강화하여 위원회 차원보다는 학회의 두 가지 중심축 즉, 직업의학과 환경의학 중의 하나로서 소임을 다하는데 기여하고자 한다.

제11절

한국 사회에서 가장 취약한 농업인의 노동과 건강

노상철 (단국대학교, 농업인건강특별위원장)

산업보건의 여러 분야들 중에서도 농업인들에서의 직업병이나 작업관련질환 그리고 농업분야의 유해요인에 노출되어 발생하는 건강문제에 대한 직업환경의학회의 관심은 2009년 농업인건강특별위원회가 구성되고 나서 시작됐다고 할 수 있다.

세계적으로 직업적 위험이 높은 직업군에 속한 농업이 한국의 산업보건 분야에서 자리매김하지 못한 이유는 기본적으로 고용관계에서 출발한 산업안전보건법 때문일 것이다. 노동환경에 의한 건강영향이란 측면을 보면 농어업인을 포함한 모든 직업인의 건강문제를 다루게 되고 또 많은 나라에서 농업은 산업보건 대상의 한 축을 차지하고 있다. 하지만 한국은 고용노동부가 직업건강의 책임부서이므로 산업보건이 고용관계의 질서에서 출발하므로 고용관계가 없는 농어업인과 같은 자영업은, 직업적 유해요인의 유무와 상관없이 관심 대상에서 제외되고 있다. 이는 어업인이나 다른 자영업에 종사하는 노동자들에게도 마찬가지이다. 따라서 한국의 농업현장에서 생산

활동에 종사하는 노동자들의 작업환경은 제조업 사업장의 노동자와 비교해서 차이가 없지만, 학계의 사회적 지원이나 정부의 정책 대상에서는 소외 되어 왔던 것이 현실이다.

다행히 학회에 농업인안전특별위원회가 설치되어 농업인의 건강에 대해 관심을 갖게 된 것은 무척 다행한 일이다. 물론 이는 2006년부터 농업진흥청(농진청)이 전국의 거점 대학에 협력 연구 사업을 지원했기에 가능한 일이었다.

농진청과 지역 대학의 공동 연구 사업은 농작업 안전모델 시범사업'으로 시작됐다. 참여 대학들은 2006년부터 2015년까지 전국 113개 마을에서 약 24,000여명의 농업인들을 대상으로 사고와 질병 예방 및 관리에 대한 사업을 수행했다. 참여한 지역과 전문가는 경기도(한양대, 이수진 ; 원진녹색병원, 임상혁), 강원도(연세대 원주의대 고상백, 오성수), 충청북도(충북대, 김헌), 충청남도(단국대, 노상철), 전라북도(원광대, 오경재), 전라남도(조선대, 이철갑), 경상북도(순천향대 구미병원, 김진석), 경상남도(경상대, 박기수 ; 인제대, 김정호)이었다. 또한, 한림대 권영준, 가톨릭관동대 송재석이 참여를 했다.

비록 지역적으로 나뉘고 참여 인원들이 다양했으나, 모두 이 사업의 기본적 내용과 범위인, 기초안전 평가와 교육, 농작업 환경개선 사업(편이 장비 보급 등) 및 농업인 건강관리(근골격계질환 예방과 관리, 마을 주치의제 운영 등)를 중심으로 사업을 전개했다. 이 기회를 통해 직업환경의학 회원들에게 농업현장과 농업인들의 건강 문제를 좀 더 현장으로 가까이 접근할 수 있는 계기가 됐고, 이것이 시발점이 돼 학회 내에 특별위원회가 설치됐다. 이 사업은 한국 농촌의 노동환경에 대한 실상과 농작업 과정에서 발생되는 다양한 질환들, 특히 근골격계, 호흡기계와 감염성 질환, 고열 및 피부질환 그리고 농약 중독의 심각성을 알려 주었다.

농림축산식품부는 농업안전보건센터를 설치하여 각 대학 관련 연구자들이 지역별로 농업인들의 건강을 보호하게 했다. 2013년부터 시작하여 근골격계질환(어깨와 상지, 허리), 호흡기계 질환, 고열 및 피부질환, 농약중독과 감염성 질환, 농업인 손상을 주제로 하는 센터를 전국의 5개 지역에 설치・운영하고 있다. 이는 타 부처에도 전파되어 해양수산부는 2015년부터 전국 3개 지역(부산, 광주, 진주)에 어업안전보건센터를 설치・운영하고 있다.

농업인의 건강문제는 위와 같은 것뿐만 아니라 장시간 노동, 고령 농업인들의 만성질환(특히, 심뇌혈관), 비닐하우스와 야외 작업에서 발생하는 분진, 인수공통감염병 등의 감염성 질환, 농기계 사용에 의해 발생할 수 있는 사고 등 여러 건강과 안전의 문제가 있음을 알 수 있다. 한국 사회에서 가장 취약한 직업 집단인 농어업인에 대한 노동건강문제에 대해 학회원들의 적극적인 관심과 참여를 기대해 본다.

산재보상에서 전문가로서의 역할론

제1절

직업성호흡기질환 관리와 요양제도 변화

명준표 (가톨릭대학교 서울성모병원)

우리나라 학계에서 진폐증이 보고된 것은 1956년 대한석탄공사 장성병원 최영태 박사가 장성광업소의 근로자 3,500명 검진 이후 진단된 117명의 규폐증이다. 이후 실시된 광업종사자의 진폐증 유병률 조사에 의하면 1979년에 16.1%, 1984년에 13.8%이었다. 1987년 말 전국의 광업소는 1,155개소였고, 종사자는 82,097명이었다. 1988년 수립된 정부의 석탄산업 합리화방안에 의해 석탄광산은 대부분 폐광되고 2018년 현재 5개소만 남아있다. 진폐법에 의한 광업 진폐증이 줄어드는 반면에 산업안전보건법에 의한 특수건강진단에서 제조업 분진 노출자의 진폐증은 증가하고 있다.

새로운 산업이 발전하면서 직업성 폐질환도 다양해졌다. 1970년부터 조선업과 철강업이 발달하면서 이로 인한 건강장해도 나타났다. 1982년 윤임중과 유재인에 의해 국내에서 처음으로 용접공폐증이 진단됐다. 석공업, 연탄제조업, 요업, 주물업, 유리제조업, 토목업 등의 산업에서도 진폐증 및 분진에 의한 만성폐쇄성폐질환이 발생했다.

석면 또한 우리나라의 직업성 폐질환의 주요 원인 중의 하나이다.

일제 강점기인 1941년 충남 광천 석면광산의 채굴된 석면을 원료로 하는 석면슬레이트 공장이 설립됐다. 해방 후에는 1970년대부터 석면 및 석면제품을 수입했다. 석면에 의한 질병은 1993년에 발견된 악성중피종이 최초였다. 이후 폐암, 석면폐증이 보고되고 직업병으로 인정받고 보상을 받았다.

직업성호흡기질환 중 대표적인 진폐증 환자에 대한 국가적인 요양관리는 1953년 근로기준법 발효와 1964년 산업재해보상보험법 공포 이후부터다. 1966년 5월 대한산업보건협회 산하 직업병 클리닉(가톨릭의대 예방의학교실 및 성모병원 운영)에서 우리나라 최초로 진폐증과 폐결핵 합병증에 대한 입원요양 관리를 시행했다.

1964년 산업재해보상보험법 제정 이전에는 진폐증 2형 이상만 근로기준법에 의해 사업주가 요양보상을 하도록 했으나 동 법이 제정되면서 진폐증 1형도 산재보험에 의해 요양 보상이 됐다. 1974년 8월 1일자로 ILO기준 1형 이상의 모든 진폐증 환자가 산업재해보상보험법 적용대상자에 포함됐다. 1984년 12월 31일 공포된 '진폐의 예방과 진폐 근로자의 보호 등에 관한 법률'은 8대 광업에 속한 근로자를 대상으로 했고 노동부의 산업보건과가 담당했다. 이들에게는 산재보험금 이외에 진폐 위로금이 지급됐다. 8대 광업 이외의 업종에서 발생한 진폐증은 산재보험에 의해서만 보상됐다.

진폐환자에 대한 요양관리는 1976년 12월 공포된 근로복지공사법에 의해 1977년 6월 2일 근로복지공사가 설립되면서 체계를 갖추게 됐다. 환자들이 많이 분포하는 지역(태백, 동해 등)에 10개의 산재 병원을 설치해 진폐 환자의 요양관리를 담당하게 했다. 근로복지공사는 1995년에 근로복지공단으로 재출범하여 노동부에서 담당하던 산재보험업무를 이관 받아 담당하게 됐다.

진폐증에 대한 장해 등급 및 보상은 시기에 따라 변화됐다. 일반적으로 진폐증 환자는 산업재해보상보험법에서 지급하는 요양급여, 휴업급여, 장해급여, 간병급여, 유족급여, 상병보상연금, 장의비, 직업재활급여를 받는다. 8대 광업에 속한 진폐특별법 적용대상 진폐증 환자는 여기에 추가로 진폐재해위로금, 작업전환수당을 받을 수 있다. 과거 진폐 환자는 합병증 등으로 요양판정을 받아야 휴업급여 대상이 됐다. 반면 호흡기 증상이 있어도 합병증 등으로 요양 판정을 받아 못하면 휴업급여를 받지 못했다. 요양판정을 받지 않은 재가 진폐 재해자들은 보상을 받지 못해 경제적인 어려움으로 고생하다 사망하면 가족들이 유족연금을 받는 모순이 생겼다. 2010년 11월 21일 진폐법이 개정되어 진폐장해연금제도가 도입됐다. 모든 진폐환자들에게 요양 여부와 무관하게 기초연금과 진폐장해연금을 통합해 진폐보상연금을 지급하는 방식으로 변경됐다. 합병증으로 인한 요양 판정을 받지 않더라도 일정 수준의 보상연금을 지급받게 된 것이다.

만성폐쇄성폐질환은 흡연과의 확실한 인과관계로 산재보상 대상에서 제외되어 왔다. 그러나 직업성폐질환연구소(소장 최병순)의 연구에 의해 진폐증환자에서 만성폐쇄성폐질환의 발병률이 높아짐이 확인됐다. 이를 근거로 2013년 7월 1일 고용노동부가 석탄, 암석 분진에 노출되어 발생한 만성폐쇄성폐질환을 업무상 질병으로 인정했다. 인정된 만성폐쇄성폐질환은 요양관리만을 포함하고 있고 이로 인한 합병증은 인정하지 않고 있다. 향후 합병증에 대한 구체적인 인정기준이 제정될 예정이다.

최근 디스플레이 산업과 관련된 폐섬유화, 유리규산 노출로 인한 폐섬유화, 화학물질 노출로 인한 폐손상 등의 사례가 발굴되고 있으며, 향후 나노물질의 건강장해가 예상된다. 직업환경의학회의 회원들은 새로운 물질로 인한 직업성폐질환의 조기 진단 방법 개발과 질병 발생에 대한 예방 노력을 기울여야 한다. 아울러 신규 직업병 폐질환이 확인될 경우, 이들 질병의 특성에 맞는 요양제도를 운영할 수 있도록 많은 관심을 가져야 할 것이다.

제2절

직업성 근골격계질환: 새로운 직업병의 역사를 창출하다

김영기 (양산 부산대학교병원)

직업성 근골격계질환은 현재 승인된 업무상 질병의 약 60% 이상을 차지하는 주요한 직업성 질환이다. 그런데 업무상으로 인정된 근골격계질환자 수는 2000년대 이전에는 연간 100-200건 정도 수준이었다가 1998년 국제통화위기(IMF) 이후부터 갑자기 증가해 2000년부터는 매년 1,000건 이상씩 인정됐다. 당시에 업무상 질병 인정기준이 변화한 것도 아닌데 인정 건수가 증가했다는 것은 그만큼 신청건수가 많아졌다는 것을 의미한다.

그럼 왜 근골계질환 산재 신청건수가 많아졌는가?

2000년대 이전에는 직업성 근골격계질환은 연령, 체중, 취미생활 등의 개인적 요인에 더해 자세, 중량물 취급, 진동 등의 인간공학적 요인, 직무 스트레스 등의 정신사회적 요인 등의 직업적 요인이 부가되어 발생하는 것으로 알려져 있었다. 그러나 이런 전통적인 요인 외에 한국에서는 새로운 질병발생의 요인으로 노동 강도로 대표되는 새로운 요인에 대한 주장이 바로 우리나라에서 등장했다. 이런 주장이 등장했던 배경이 존재한다.

IMF 이후 많은 사업장에서 노동자의 수를 줄였다. 비정규직이 증가하고 고용이 불안했다. 자연히 노동 강도도 높아졌다. 우리 학회의 일부 회원들은 이러한 노동시장의 변화가 근골격계질환을 악화시키는 원인 중의 하나로 보았다.

비정규직은 충분한 생활임금을 확보하기 위해 낮은 임금을 자발적 노동시간 연장으로 해소했다. 정규직은 구조조정으로 감소한 인력의 노동시간을 감당해야 했다. 자연히 근골격계질환을 호소하는 노동자들이 늘었다. 필자 등은 노동시간의 연장, 업무량의 증가로 표현되는 노동 강도의 강화가 근골격계질환 발생 증가의 주요 원인임을 인지하고 사회적 문제제기를 위해 근골격계질환자들이 집단적으로 산재 신청하는 것을 지원하기 시작했다.

2000년에 현대자동차의 94명의 근로자가 집단 산재신청을 한 것을 시작으로 2002년 대우조선 및 조선소와 금속노조 산하의 대형 사업장에서 집단적으로 근골격계 산재신청을 했다. 노동강도 강화가 근골격계 질환 증가의 주요원인이라는 필자의 생각에 동의하는 우리 학회 회원들이 적극적으로 근골격계 검진에 참여해 근골격계질환을 확인하고 산재신청서를 발급해 줬다. 그리고 현장의 노동 강도를 조사해 2004년 추계 가을학회에서 근골격계질환 발생과 관련성을 발표했다.

관련사업장 중에서 두원정공이 최초로 근골격계질환자 증가하는 것은 노동 강도의 영향에 의한 것임을 인정하고 근골격계질환 예방사업을 시작했다. 두원정공은 IMF 이후 구조조정을 해 인력을 감축하고 생산라인을 O, U자 라인으로 개편해 작업자 1인당 감당해야 할 기계의 수와 업무량이 증가시켰다. 두원정공의 노동조합은 이것이 근골격계질환 증가의 원인으로 보고 우리 학회원의 도움을 받아 집단 산재신청을 했다. 동시에 근본적으로 노동 강도를 줄이기 위해 O, U자형의 생산 라인을 다시 일자 형태로 다시 펴는데 성공을 했다. 노동조합이 스스로 노력해 생산물량을 합리적인 수준으로 줄여 근골격계질환 발생을 예방한 것이다.

근골격계질환에 대한 집단 산재신청은 결과적으로 정부의 관심을 이끌어내는데 성공했다. 근골격계 유해요인조사에 관련된 규정이 고시되고 2005년부터 사업장은 매 3년마다 조사를 하도록 했고 현재까지 이어지고 있다. 대부분의 사업장의 유해요인조사는 인간공학회의 회원들이 중심으로 진행했다. 필자 등은 노동자들이 직접 참여하고 전문가가 지원하는 방식을 권장했다.

2005년 두원정공과 한진중공업은 노사가 유해요인조사 위원을 선정하고 선정된 위원들이 현장조사기법을 교육받고 직접 현장조사를 하게 했다. 조사 결과는 전문가가 참여하는 자체 토론을 통해 결론을 내게 했다. 창원과 대전지역에서는 규모가 작은 사업장 몇 개가 공동으로 유해요인조사단을 꾸려 노동자들이 직접 하는 유해요인조사를 실시했다. 필자 등은 노동자를 교육하고 자문에 응하는 방식으로 조사를 도왔다.

전국적으로 광풍처럼 실시됐던 2005년도 유해요인조사 이후에는 노사의 관심이 크게 줄어들었다. 현재는 유해요인조사가 거의 유명무실한 상태인 사업장도 있다. 2008년에 질병판정위원회 제도가 도입된 후 근골격계질환의 산재승인율도 감소했다. 노동현장에서는 이제 근골격계질환은 산재 승인이 잘 안 된다는 인식을 하게 됐고 이에 대기업 노동자들조차도 불승인을 두려워해 산재신청을 꺼리는 상황이 됐다.

최근에는 질병판정위원회의 일부 개편과 함께 승인율이 조금씩 증가하는 추세에 있지만 과거 집단산재신청과 초기 유해요인조사 시절에 비해 근골격계질환에 대한 사회적 관심은 크게 떨어진 상태다.

필자를 포함한 일부 직업환경의학 전문의들의 집단 산재요양신청을 통한 근골격계질환 문제 제기는 직업성 근골격계질환에 대한 개념을 확장하는데 크게 기여했고 유해요인조사 제도를 도입하도록 했다. 이 과정에서 노동계와 협조해 노동자 스스로 현장의 문제 파악과 개선에 앞서도록 하는 데는 많은 학회원들의 노력이 있었다. 직업성 근골격계질환을 둘러싼 한국의 경험은 2013년 부산에서 개최된 세계 직업성 근골격계질환 예방학회(PREMUS)에서 기조연설로 발표되어 세계 연구자들에서 많은 관심과 호응을 이끌어낸 바가 있다.

직업성 근골격계질환 예방에 대한 도전은 아직 끝나지 않았다. 여전히 가장 많은 업무상 질병 승인자를 내고 있고 많은 노동자들이 고통 속에 살고 있다. 유명무실화되어 있는 유해요인조사를 다시 정리해 정착시킬 시기다.

제3절

신속하고 공정한
업무상질병판정위원회를 위하여

박소영 (성균관대학교 강북삼성병원)

업무상질병판정위원회는 근로복지공단의 업무상질병에 대한 판정의 전문성, 객관성이 보다 강화되어야 한다는 사회적 공감에서 출발했다. 근로복지공단 각 지사별, 담당자별로 재해조사와 자문의사 한두 사람의 자문을 거쳐 업무상 질병 여부를 결정하는 방식에 대한 반성적 모색이었다 할 수 있다.

2006년 5월 설치된 노사정위원회 산재보험제도발전특별위원회의 제도개선 과제 중 하나로 판정위원회 설치 문제가 논의됐고, 많은 논의를 거쳐 2006년 12월 노사정위원회 본위원회에서 산재보험제도 전반의 개선방안 합의내용 중 업무상질병 판정 전문기구 설치에 관한 내용이 포함됐다. 합의에 따라 산재보험법령의 개정, 근로복지공단 조직 개편 등을 통해 2008년 7월 서울, 부산, 대구, 경인, 광주, 대전 등 전국 6개 지역에 업무상질병판정위원회가 설치됐다.

업무상질병판정위원회는 업무상질병 판정 전문기구로서 위상을 정립하기 위해 많은 노력을 기울였지만 운영 초기 사회적 평가는 냉

정했다. 2010년 국회를 중심으로 판정위원회의 업무상질병 인정률이 설치 전에 비해 큰 폭으로 낮아지는 등 문제점의 개선이 필요하다는 지적이 제기됐다. 이에 따라 노사정은 '산재보험 제도개선 TF'를 구성해 2010년 11월부터 2011년 11월까지 23차례의 공식 회의와 더 많은 비공식 논의를 통해 판정위원회 운영 개선 방안을 마련했다.

주요 개선방안은 위원장을 제외한 위원들의 찬반이 동수인 경우 1차 심의에서 위원장은 표결하지 않고 보류한 후 재심의 하도록 한 위원장 표결권 제한, 재해조사 및 판정위 심의 과정에서 명백하게 잘못됐거나 추가 확인된 질병은 추가 또는 변경할 수 있도록 하는 절차 마련, 위원회의 위원 풀을 기존 70명 이내에서 100명 이내로 구성할 수 있도록 확대, 위원 자격에 산업위생, 인간공학 전문가 추가, 노사단체 추천위원 비율을 1/3에서 2/3로 확대, 직업성 암, 정신건강의학과, 안과, 이비인후과, 피부과 등 '특수과목' 질병은 서울업무상질병판정위원회에서 통합 심의하는 제도 도입, 회의는 원칙적으로 뇌심혈관질환, 근골격계질환, 내과계 질환으로 구분 심의하고, 해당 과목 전문의와 직업환경의학과 전문의 각 2명 이상으로 구성하는 방안 등이다.

제도 개선 후 2010년 36.1%였던 인정률이 2013년에는 44.1%로 변화했다. 그 후로도 근로복지공단은 2015년 3월 위원 풀을 150명 이내로 구성할 수 있도록 확대했고, 2016년 6월 위원의 일시적 대폭적 임기만료에 따른 판정위원회 전문성 약화를 방지하기 위해 부득이한 경우 4회까지 연임할 수 있도록 해 최장 10년간 위원으로 활동할 수 있도록 했다.

2016년 6월 노사정은 다시 그간의 판정위원회 운영 실태를 점검하고 제도개선사항을 도출하기 위한 논의를 시작해 2017년 1월까지 11차례의 회의를 통해 심도 깊은 논의를 했다. 논의 결과에 따른 주요 개선 내용은 참석위원들에 대해 의학영상을 포함한 심의자료 일체를 사전 제공, 현장조사에 근로자 참여 강화 및 동영상에 대한 근로자 확인 절차를 의무화, 신청 질병이 확인되지 않는 경우 소위원회를 거친 후 재심의, 위원장 회의진행지침 마련 등이다. 이러한 절차 개선과 추정의 원칙 적용강화 등이 맞물려 2013년 44.1%였던 인정률은 2017년 52.9%로 변화했다.

업무상질병판정위원회가 설치된 지 올해로 10년이 됐다. 그동안의 많은 제도적 개선에도 불구하고 업무상질병판정위원회에 대한 사회적 비판은 여전하며, 직업환경의학 의사도 이러한 비판에서 완전히 자유롭지는 못하다.

먼저 업무상질병판정위원회에 참여하는 위원들의 전문성에 대한 지적이다. 업무관련성 판단은 직업환경의학의 전문영역임에도 불구하고 업무상질병판정위원회에서 전문성이 제대로 발휘되고 있는지는 의문이다. 직업환경의학 의사를 2인 이상 구성하게 하고, 타 진료과 의사의 발언을 질병 확인에 제한하는 등 제도적 보완이 이루어졌지만, 업무관련성 판단에 관한 직업환경의학 의사의 의견이 전문가의 의견으로서 존중되기는커녕 직업환경의학 의사임에도 불구하고 노동자의 작업환경에 대해 제대로 이해하고 있지 못하다는 비판을 받아 왔다. 일부 억울한 부분도 있지만, 많은 부분 반성도 필요한 부분이다.

다음으로는 업무상질병판정위원회의 신속성 문제이다. 사안에 따라 조사기간이 길어질 수밖에 없는 경우가 있다는 것은 실제 역학조사를 수행했던 필자도 이해한다. 하지만 현재 업무상질병 여부 판단을 위해 투입되고 있는 근로복지공단의 자원이 절대적으로 부족하다는 점을 차치하더라도, 직업환경의학 의사들이 그동안 업무관련성 판단을 위한 업무와 역학조사에 큰 관심을 기울이지 않은 것 또한 사실이다. 업무상질병 판정의 신속성은 노동자의 적절한 치료, 요양기간의 감소, 조기 복귀와 직결되어 있는 중요한 요소이다. 업무상질병판정위원회의 설치 취지를 살리기 위해서는 업무상질병 여부 판단을 위해 투입되는 인력의 증원이 필요하며, 직업환경의학 의사의 전문성을 발휘할 수 있는 분야에 학회원들의 관심과 참여가 절실하다.

산업재해보상보험법 제1조에는 산업재해보상보험 사업은 '근로자의 업무상의 재해를 신속하고 공정하게 보상'하는 것을 목적으로 한다고 명시되어 있다. 업무상질병판정위원회의 업무상 질병 판정 또한 신속하고 공정해야 한다. 여전히 많은 아쉬움이 있지만 과거에 비해 많은 점이 개선됐고, 또 개선되고 있다. 현재 업무상질병판정위원회 위원 총 552명 중 의사는 370명, 직업환경의학 의사는 107명이다. 업무상질병판정위원회의 발전을 위해서는 우리 학회원의 노력이 없이는 불가능하다. 신속하고 공정한 업무상 재해 판정을 위해 우리 학회원들의 많은 관심과 적극적인 참여를 기대해 본다.

제4절

직장 복귀프로그램에서 직업환경의학과 의사의 역할: 예방과 보상, 재활의 유기적 연계의 출발

류현철 (근로복지공단 안산병원)

30년 전 열다섯 살 소년 노동자 문송면의 수은중독을 제대로 진단해 내지 못한 임상의료 시스템의 문제와 수많은 원진레이온 노동자들이 이황화탄소 중독으로 병들고 죽어 가는 과정에서 제대로 힘이 되어 주지 못한 사회적 책임을 통감하며 안전보건제도들이 일부 정비되고, 지금의 직업환경의학(산업의학) 전문의 제도가 도입됐다. 직업환경의학과 의사들을 이렇게 번듯하게 먹고 살게 해 주는 직업은 당연히도 정당한 건강권을 요구하고 싸운 노동자들 덕으로 만들어진 사회적 일자리다. 그러기에 책임에서 자유로울 수 없다. 공공의 직무가 있는 것이다.

초기 산업의학 전문의가 도입되던 시절부터 노동자들의 건강권을 지키는데 일조하고자 전공과 진로를 선택했던 많은 의사들이 품었던 희망 중 하나가 노동의 현장을 누비는 공장의사가 되는 것이었다. 그러나 오늘, 노동자들이 주치의처럼 자문을 구할 직업환경의학과 의사들을 현장에서 만나기는 어렵다. 비정상적으로 과잉된 국내 건강검진 시장 구조 속에서 검진기관의 이윤추구 행태와 맞물려 사업주와의 사적 계약을 통해 이윤을 추구하는 특수건강진단 제도가 주도하고 보건관리위탁(대행) 사업은 형식적으로 기능하는 직업건강 서비스 구조 탓이다. 작업 도중에 잠깐 나와 길게 늘어서서 각종 검사를 하고 의사 문진은 전광석화처럼 끝나버리는 출장검진의 살풍경은 익숙한 것이 되었다. 현장을 누비며 건강 유해요인을 꼼꼼히 지적질하는 의사는 기업주에게도, 그 기업주에게 비용을 받는 기관에게도 달가운 존재가 아니고, 묵묵히 돈이 되는 검진에 매달려 문진만 하는 의사가 환영받는 구조 속에서 직업환경의학과 의사의 현장성은 거세된다.

직업환경의학과 의사는 현장에서 멀어지기 시작했고, 노동자들의 직업병과 건강에 대해서 치열하게 탐구하고 현장에서 힘이 되는 의사에서 어느덧 1년에 한번 검진할 때나 만나는 의사로 인식되기도 한다. 직업의학의 영역이 사고성 재해나 중독성 질환 등 고전적이고 후진적인 문제에서부터 근골격계질환과 뇌심혈관계질환, 직무 스트레스를 포함한 정신심리적인 문제를 포괄하고 궁극적으로는 노동자들의 삶과 '건강' 자체로 관심이 넓어지고 있는 시대적 흐름 속에서 소위 전문가들이 특검과 대행의 틀에만 얽매인 현실에 대한 우리의 성찰은 깊어져야 한다.

이러한 상황 속에서 근로복지공단 병원에서 진행되고 있는 직장복귀프로그램은 주목할 만하다. 직장복귀프로그램은 근로복지공단의 예산사업으로 2012년 근골격계 맞춤형 프로그램 등의 형태로 출발해서 2013년 365건(2억6천4백만 원)에서 2015년 815건(12억6천7백만 원)으로 매년 사례가 증가했고, 2016년 재활집중 프로그램 시범수가사업으로 발전했다. 근로복지공단이 단순한 보상기관의 역할에서 소속 병원을 통해서 재활과 복귀에 관심을 두기 시작했다는 것이 중요한 변화였다. 주로 재활의학과에서 주도하면서 적극적이고 효과적인 재활치료를 통한 신체 기능 회복과 적정 장애보조구의 도입, 작업능력 강화를 통해서 기존의 산재환자 요양치료의 한계를 넘어서는 시도로서 의의가 적지 않았으나 직업환경의학과의 개입지점은 거의 없었다.

이후 산재노동자의 재해발생부터 요양승인과 치료, 직장복귀의 전 과정에 대한 관리가 필요하다는 공감대가 형성됐고, 이 과정에서 직업환경의학과의 역할이 매우 중요하다는 인식을 키우고 구체적인 개입전략을 수립하고 체계화하는 데에는 근로복지공단 안산병원 건강관리센터장(김은경, 직업환경의학전문의)을 비롯한 여러 직업환경의학과 교수들과 전문가들의 헌신적인 노력이 있었다. 그 결과 2017년 10월부터 근로복지공단 소속병원 직업환경의학과에서 근골격계 질환의 업무관련성 평가 특진, 작업능력강화를 위한 정밀 직무분석, 직업복귀소견서, 요양종결 이후의 업무적합성평가 등에서 역할을 수행할 수 있도록 했고, 시범수가도 책정됐다. 산재 노동자들의 재활과 작업 복귀에 직업환경의학과 의사에서 역할이 시작된 것이다.

지사를 통해서 산재신청이 들어온 사례들을 특진의 형태로 직업환경의학과 외래에서 직업력 조사, 증상 상담, 필요한 추가 검사를 하고 정형외과 신경외과 재활의학과 등 전문의들과 협진을 하고 일터로 직접 가서 그들의 노동과정을 살펴보며 업무관련성 평가서를 작성한다. 이는 이후에 업무상질병판정위원회의 판단자료가 된다. 또한 재활복귀를 위한 특정 기능에 대한 집중재활이나 작업능력 강화가 필요한 경우에도 직업환경의학과에서 현장조사를 기반으로 정밀 직무분석을 수행하게 된다. 더구나 이 사업의 비용은 산재보험에서 지불해 노동자들의 부담이 없다. 현재는 근골격계질환, 소음성난청, 뇌심혈관계질환에 대한 업무관련성 평가까지 범위가 넓어졌으며, 산재요양결정이 내려지기 전인 특진 기간에 증상의 악화를 막기 위한 치료도 산재보험수가로 진행할 수 있게 됐다.

현재의 목표는 업무관련성평가에서는 전문가가 초기 신청단계에서부터 전문의 개입을 통한 노동자의 신뢰 구축과 정확한 상병을 확인하는 것, 절차의 간소화를 통해 재해조사/의학자문/업무관련성평가를 한 번에 시행하여 업무 처리기간을 단축하는 것, 일관성 있는 조사를 통해 조사 과정 및 결과에 대한 표준화를 하고 향후 산재보상제도 개선을 위한 자료 축적을 하는 것이다. 정밀 직무분석과 업무적합성평가에 있어서는 재활의학과 전문의와 직업환경의학과 전문의의 다학제 협진을 통해 더 면밀한 작업내용을 반영하여 실질적으로 현장에 적용 가능한 소견서를 작성하고 요양종결 후 사업장을 방문하여 전문가 사후관리를 통해 산재예방에 기여하는 것에 있다.

앞으로는 노동자들이 산재보험 영역으로 들어오기까지의 초기 사례발굴에서부터 치료와 재활을 마치고 사업장과 지역사회로 다시 편입되어 들어가는 과정에 전반적인 역할을 수행하고자 한다. 필요한 사회적 자원을 연계하여 지원하는 등 노동자들의 삶과 건강 전반에서 직업환경의학 전문의와 전문가들의 역할이 확장되는 것이다. 사업의 확대가 다소 급히 이루어지고 현재로서는 인력자원이 충분하지 않은지라 특히 노동자들의 어려움을 줄이는데 필수적인 요소인 업무 처리기간의 단축이 되지 않는 어려움이 있지만 직업환경의학의 중요한 역할이라는 인식을 가지고 이 제도가 잘 정착될 수 있도록 함께 애쓰고 관심을 가져주어야 할 것이다.

노동자 건강문제에 대해서 예방, 치료, 보상, 재활까지 전 영역으로 직업환경의학과 의사들이 개입하고 역할을 확장하는 것은 당연하고 필수적인 일이다. 위험성평가, 근골격계질환 유해요인 조사 등을 포함한 사업장 보건관리를 통해서 사고나 질병이 발생하지 않도록 하는 1차 예방에서부터, 보다 진전된 노동자 건강진단 제도를 통해 건강문제를 조기 발견해서 치료받도록 지원하는 2차 예방, 적정한 재활과 일터로의 복귀지원을 통해 재발을 방지하는 3차 예방에 이르기까지 직업환경의학의 적극적인 개입 의지와 전략이 필요한 시기이다. 특수건강진단·작업환경측정 등 고식적인 제도를 넘어서서 노동자들의 건강을 위한 전 영역에서 일상의 보건관리로 진전해야 하며 현장 속으로 시선과 발길을 옮겨야 한다. 언론에서는 여전히 일터에서 노동자들이 다치고 죽어간다는 보도들이 이어지고 있다. 우리의 역할이 필요하다. 우리 모두는 공공제도의 일부다. 공공의 역할과 기능을 수행해야 한다. 성찰하고 행동해야 한다.

제5절

의료사안감정위원회의 역할과 활동

고동희 (가톨릭관동대학교, 의료사안감정위원장)

직업병 심의, 환경성질환 분쟁 등과 관련하여 법원 등에서 전문가의 의견을 구하기 위하여 감정 또는 사실조회를 신청하는 경우가 흔히 있다. 이러한 의료사안감정은 그동안 전문가 개인, 학회, 산업안전보건연구원 등 관련 전문가 또는 기관에 의뢰되어 왔다.

이렇게 의뢰를 받는 전문가 또는 기관이 다양하다 보니 이로 인한 문제점들이 발생하게 됐다. 첫째로, 동일한 사안에 대해 전문가 간에 다른 감정 결과가 나오는 경우가 있었다. 이것은 기본적으로 잘못된 것은 아니며, 의견은 전문가 마다 다를 수 있다. 하지만 이로 인해 전문가 집단의 신뢰도가 하락할 수 있으며, 감정 요청자에게 유리한 의견을 제시하는 전문가에게 감정 의뢰가 집중되는 문제도 야기할 수 있다. 둘째, 전문가의 의견 중 과도하게 치우친 의견이 제시되는 경우가 있었다. 감정 사안에 대한 판단은 전문가의 몫이며, 다양한 의견 개진은 당연하다. 하지만 극단적으로 업무관련성을 높게 평가하거나 낮게 평가하는 경우, 이러한 큰 편차는 전문가 감정의 신뢰성에 영향을 줄 수 있다. 또한, 감정이 여러 전문가에게 의뢰되어 오다보니 질 관리를 하는 것이 어려웠다.

이러한 문제점들의 대안으로 의료사안감정위원회가 2017년에 만들어졌다. 사실 의료사안감정위원회는 직업환경의학회에만 있는 것은 아니며, 동일한 문제의식에 근거하여 대한의사협회에서 각 학회에 위원회를 만들도록 요청했으며, 이에 부응하여 직업환경의학회에서도 의료사안감정위원회를 만들게 됐다.

앞서 언급됐던 문제점들을 해결하기 위하여 의료사안감정위원회는 다음과 같은 구조로 만들어 졌다. 먼저 분야를 근골격계질환, 뇌심혈관계질환, 기타질환(호흡기, 암, 환경 등)으로 나누었고, 각 분야별로 3명의 전문가를 초빙했다. 예를 들어 근골격계질환 감정 건에 대하여 전문가 3명 중에 한명이 감정의견서를 작성하는 작성위원이 되어 초고를 작성하며, 검토위원 2명은 이를 검토하여 의견을 제시한다. 작성위원은 감정의원들 간의 협의 내용을 바탕으로 수정, 보완된 최종 보고서를 제출한다. 감정위원들 간에 의견이 다른 경우가 종종 있을 수 있다. 이러한 경우 감정 위원들 간의 토론을 통해 합의를 최대한 도출한다. 감정건과 관련하여 감정위원들은 이해상충관계가 있는지 여부에 대해 심의 전에 먼저 밝히도록 하고 있다.

의료사안감정위원회에서 제시하는 의견은 기본적으로 학회를 대표하는 의견이 된다. 하지만, 감정 요청 건 중에서 특정 전문가를 지정하여 감정을 요청하는 경우도 있다. 이러한 경우는 요청자의 의견을 존중하여 해당 전문가에게서 의뢰를 하게 되며, 의료사안감정위원장의 검토 하에 특별한 이의가 없는 한 최종의견으로 보고서를 제출한다.

감정기한은 작성위원이 2주내 초고 의견을 작성하고, 검토위원이 1주내 검토를 완료하여, 최종적으로 작성위원이 총 1달 이내에 최종 결과를 제출하는 것을 원칙으로 하고 있다. 이러한 기한은 현재 대부분 잘 지켜지고 있다.

의료사안감정 요청은 대한의사협회를 창구로 하여 우리 학회로 들어오게 된다. 대한의사협회에서는 감정비 중 20만원을 일괄 공제한다. 이를 제외한 나머지 의료감정비 지급과 관련하여 작성위원에게 감정비의 2/3가 지급되고 있으며, 1/3은 학회에 귀속된다. 동일한 사안에 대해 다시 의뢰되는 경우가 종종 있는데, 단순한 오류의 수정 건인 경우는 특별히 추가 감정 수당을 책정하지 않고 있다. 또한 단순 추가 질문인 경우에도 감정 수당 책정 없이 답변을 주고 있다. 단, 3회 이상의 추가 질의가 오는 경우 추가 감정비를 청구하는 것으로 했다.

현재 의료사안감정위원회 위원장은 고동희, 근골격계질환 분과는 김영기, 장태원, 김건형, 뇌심혈관계질환 분과는 이의철, 이정배, 강모열, 기타 호흡기/환경 분과는 최원준, 명준표, 김세영이 업무를 맡고 있다. 2017년부터 이러한 위원회 시스템을 현재까지 1년 반 정도 운영하고 있으며, 아직까지는 운영상 특별한 문제점은 없는 것으로 판단된다. 그간 위원들 간의 의견 조정들을 거치면서 감정 결과가 일관성이 높아졌으며, 기존 방법에 비해 감정 기한이 지연되는 경우가 줄어들은 장점이 있었다.

반면, 감정 요청이 한꺼번에 몰려서 들어오는 경우는 위원들에게 상당한 부담이 될 수 있어, 향후 감정위원 풀을 좀 더 늘려 나가야 할 것으로 생각된다.

제6절

원전 주변 지역 주민 질병 논란: 학회가 답하다

원종욱 (연세대학교)

직업환경의학과는 다른 임상의학과와 달리 여러 가지 사회적 문제의 대척점에 직면하게 된다. 회원 개개인이 전문가로서 연구나 조사 등의 방법을 통해 의견을 내기도 하지만, 학회 차원에서 의견을 모아야 할 때도 있다. 법원에서 의뢰되는 감정촉탁이 좋은 예다.

학회로 의뢰되는 법원의 의료감정의 경우 2017년부터는 의료사안감정위원회에서 회원 1명이 감정의견서를 작성하고, 2명이 검토한 후 협의하여 보고서를 제출한다. 하지만, 의료사안감정위원회가 구성되기 이전에는 1~2명의 회원이 검토하여 보고서를 작성해서 법원에 회신했다. 학회 이름으로 제출했기 때문에 법원은 신뢰하고 의견을 반영했다. 하지만 의견의 방향은 개인의 성향에 따라 좌우 되기도 했다.

2015년에 원전 주변 지역 주민 갑상선암 소송과정에서 학회로 의뢰된 진료 기록 감정이 좋은 예다. 이 사건을 계기로 학회는 법원 감정에 대해 되돌아보고 학회의 사회적 역할과 책임에 대해 고민하게 됐다.

2014년 원자력발전소가 있는 고리, 월성, 울진 및 영광, 고창 지역 주민 중 갑상샘암이 발생한 545명은 이것이 원자력발전소에서 누출된 방사능에 의해 발생한 것이라고 주장하면서 한국수력원자력주식회사(한수원)를 상대로 소송을 제기했다. 이 소송에서 원고인 지역 주민들(2,540명)은 직업환경의학회를 감정기관을 지정하여 의무기록 감정을 신청했다. 이 감정 신청에 대하여 피고측(한수원)은 위 소송과 관련된 선행 소송 1심에서 학회를 지정해 감정신청을 했는데 선행 감정이 학회원 개인의 편향된 의견에 의해 작성된 것이라고 주장하면서 학회는 공정한 감정을 할 수 없다고 주장했다. 이에 대해 법원에서는 법원에서 지적한 회원과 이 소송의 원고 또는 피고와 관련이 있는 회원들을 배제하고 감정인을 지정할 것을 요구하며 학회에 감정을 의뢰했다.

학회에서는 이와 관련하여 2015년 9월 3일 학회 실행이사회를 개최해 법원의 요청을 수용할 것인지에 대해 논의했다. 이 사안은 사회적으로 중요할 뿐 아니라 직업환경의학회의 사회적 역할에 부합하고, 학회가 사회적 문제에 책임을 질 수 있는 공신력 있는 전문가 집단이라는 것을 대내외에 알린다는 의미에서 의무기록 감정을 맡기로 결정했다. 사안의 중대성을 고려하여 당시 학술위원장인 필자를 실무책임자로 정하고, 위원회를 구성할 것을 결정했다. 이에 따라 학회 이사 전원에게 의무기록 감정 사실 여부를 알려주고 참여를 요청했다. 학회장 외 16명이 참여해 감정위원회를 구성했다.[50]

---

50) 책임감정위원 우극현(순천향대, 학회장). 공동감정위원 강동묵(부산대), 권영준(한림대), 김규상(서울의료원), 김대환(인제대), 김원술(강북삼성병원), 김정원(고신대), 김정일(동아대), 사공준(영남대), 원종욱(연세대), 이경재(순천향대), 이수진(한양대), 이용진(순천

감정위원회는 2015년 11월 28일 첫 회의를 가졌고, 총 8차의 회의를 개최했다. 각 회의 때는 갑상선 암의 역학, 갑상선 암 관련 위험요인, 갑상선 암의 방사선 관련 위험성, 원전 주변지역 주민 역학조사 연구와 역학조사 후속 연구 검토, 원전 주변 방사선량 평가, 저선량 방사선 노출과 갑상선 암에 관해 주제 발표와 토론을 했다.

감정위원회가 이 사안을 검토하는데 중요한 세 가지 쟁점이 있었다.

첫 번째 쟁점은 원전 주변지역 주민들을 대상으로 한 코호트 연구 결과에 대한 해석이다. 서울대 의과대학(책임자 안윤옥 교수)은 과학기술부(이후 교육과학부)의 의뢰를 받아 1991년 12월부터 2011년 2월까지 원전 주변지역 주민들에 대해 전향적 코호트 연구를 수행했다. 최종보고서에서 암 발병 상대위험도는 대조지역과 유의한 차이가 없었으며 원전 방사선과 주변지역 주민의 암 발병 위험도간에 인과적인 관련이 있음을 시사 하는 증거는 찾을 수 없었다고 했다. 그런데 2015년 서울대 보건대학원(책임자 백도명 교수)은 이 코호트 연구 자료를 다시 분석하여 원전 주변 지역 주민들의 방사선 관련 암들이 대조지역 주민들에 비해 유의하게 증가했다고 발표했다. 같은 조사결과에 대한 다른 분석 결과는 사회적 논란을 촉발했고, 2015년 추계학술대회(경북 구미 금오산호텔)에서 별도 심포지엄으로 개최되어 논란을 이어갔다.

두 연구가 각기 제한점이 있지만 원전 주변지역 주민의 갑상샘 암 발생에 대해서는 매우 의미 있는 연구이기 때문에 감정위원회에서도 조사 결과를 심도 있게 검토했다. 검토 결과 감정위원회에서는 두 번

향대), 장은철(순천향대), 정헌종(건국대), 홍영습(동아대).

의 연구에서 원전 주변지역 여자의 갑상선 암 발생 증가했다(상대위험도 2.5; 1.43-4.38)는 사실은 부정하기 어렵다고 판단했다. 그러나 여성 갑상선 암의 증가 원인은 확인할 수 없었고, 원전 주변지역 방사선 노출은 여러 원인 중 하나로 검토되어야 할 것으로 의견을 모았다.

두 번째 쟁점은 저선량 방사선 노출과 갑상샘 암의 관련성이었다. 100 mSv 이상의 고선량 방사선 피폭되면 암이 발생할 수 있다는 것은 잘 알려져 있다. 그러나 100 mSv 이하의 저선량 방사선에 피폭되면, 염색체 손상은 증명됐으나, 이러한 손상이 암 발병으로 발전하는지에 대해서는 밝혀지지 않았다. 실험연구 또는 원전종사자 연구(INWORKS)에 의하면 20-100 mGy의 피폭수준에서는 비교적 직선적 용량반응 관계를 보이지만 20 mGy 이하의 피폭에서는 양반응 관계는 물론 생물학적 영향 여부가 불명확하다. 최근 실시된 동물실험연구에서는 저선량 방사선의 생체영향이 확인된다고 했으나 명확한 인과 관계를 보여주지 못하고 있다. 그러므로 저선량 방사선과 갑상샘 암 발생을 조사한 연구는 있으나 암 발병 여부에 대한 일치된 의견은 없다.

감정위원회는 이와 같은 쟁점을 들을 검토해 저선량 방사선 노출에서도 갑상샘 암을 유발할 가능성은 있지만 아직까지 일관성 있는 결과를 보여주지 못하고 있어 현재로서는 관련성이 있다고 평가하기는 어렵다고 회신했다.

세 번째는 주민들에 대한 방사선 피폭량에 관한 것이었다. 감정위원회는 감정 대상자들의 방사선 피폭량에 대해서 원전 운영이 안정화된 2004년 이후의 피폭은 매우 낮을 것으로 보았다. 원전의 운영 초기 안정화 단계에서는 피폭이 더 높았을 것으로 추정할 수 있지만, 전체적인 합계 피폭선량으로 인한 갑상샘 암의 발병 가능성은 낮은 것으로 판단했다. 그러나 방사선의 특성 상 암 발생에 관여하는 임계치가 존재하지 않을 수도 있지만, 최근 연구에서 일관된 연구결과가 나오지 않아 저선량 방사선이 암을 발생시키는지에 관해서는 아직 어떤 결론을 내리기는 어렵다고 했다.

의무기록 검토에서 갑상샘 암의 발생과 관련된 다른 원인을 찾을 수 없었다.

결론적으로 감정 대상자들의 갑상선 암 발생과 방사선 노출간의 관련성은 가능성을 완전히 배제하기는 어려우나 낮을 것으로 판단했다.

이 논의 과정과 결과는 2015년 추계학술대회에서 보고했으며, 이때 논의된 사항을 토대로 일부 보완하여 2016년 8월에 법원에 최종 보고했다.

법원에서 의뢰된 의무기록감정이 갖는 의미는 환경 문제와 관련한 대규모 집단 소송에 대해 법원에서 감정기관으로 직업환경의학회를 선택했다는 점과 학회가 투명하게 감정위원회를 구성하여 위원들의 많은 검토와 토론을 거쳐 결과를 도출했다는 점이다.

앞으로도 직업환경의학회는 학회의 명의로 법원의 감정촉탁은 물론이고 직업과 환경 관련 사회 문제에 대해서 의견을 내야 할 경우가 많이 있을 것이다. 사안에 따라 한 두 명의 회원이 의견을 정리하는 경우도 있겠지만, 이 사례와 같이 중대한 사안에 대해서는 전체 회원들이 참여하는 논의와 토론을 통해 의견을 제시하는 것이 바람직할 것이다.

대한직업환경의학회 임원진 명단(1대~15대)

구분	연도	회장	부회장	총무이사	학술부장	학술위원장	수련위원장	고시위원장	편집위원장	임상위원장	보험정책 위원장	정보화 위원장	대외이사 (=섭외부장)	제도개선 위원장	환경의학 위원회	농업인 안전보건 위원회	의료 감정심의 위원회
1대	1988–1990	이승한 가톨릭의대	차철환 고려의대	박정일 가톨릭의대	염용태 고려의대								조수헌 서울의대				
2대	1990–1992	차철환 고려의대	윤임중 가톨릭의대	염용태 고려의대	정치경 가톨릭의대								박정일 가톨릭의대				
3대	1992–1994	윤임중 가톨릭의대	김돈균 부산의대	이세훈 가톨릭의대	박정일 가톨릭의대								정호근 아주의대				
4대	1994–1996	김돈균 부산의대	염용태 고려의대	이수일 부산의대	이채언 인제의대			조규상 가톨릭의대					정호근 아주의대				
5대	1996–1998	염용태 고려의대	정치경 가톨릭의대	김해준 고려의대	박정일 가톨릭의대		차봉석 연세의대	윤임중 가톨릭의대					정호근 아주의대				
6대	1998–2000	정치경 가톨릭의대	김준연 동아의대	이세훈 가톨릭의대	조수헌 서울의대		김준연 동아의대	정종학 영남의대					김해준 고려의대				
7대	2000–2002	김준연 동아의대	박정일 가톨릭의대	정갑열 동아의대	조병만 부산의대		조수헌 서울의대	김해준 고려의대	박정일 가톨릭의대	문재동 전남의대		노재훈 연세의대	정호근 아주의대				
8대	2002–2004	박정일 가톨릭의대	김해준 고려의대	구정완 가톨릭의대	노재훈 연세의대		강성규 산보연	김해준 고려의대	이세훈 가톨릭의대	문재동 전남의대		노재훈 연세의대	이용환 고신의대				
9대	2004–2006	김해준 고려의대	이수일 부산의대	박종태 고려의대	송재철 한양의대	백도명 서울보건대	최병순 산보연	홍연표 중앙의대	이세훈 가톨릭의대	김양호 울산의대	원종욱 연세의대	이용환 고신의대	하은희 이화의대				
10대	2006–2008	이수일 부산의대	노재훈 연세의대	강동묵 부산의대	김진하 고신의대	고상백 연세 원주의대	우극현 순천향의대	구정완 가톨릭의대	이세훈 가톨릭의대	이철호 성균관의대	이철갑 조선의대	김수영 을지의대	김대환 인제의대				
11대	2008–2010	노재훈 연세의대	이세훈 가톨릭의대	원종욱 연세의대	김은아 산보연	김규상 산보연	우극현 순천향의대	구정완 가톨릭의대	이세훈 가톨릭의대	홍윤철 서울의대	이종태 인제의대	송재석 가톨릭 관동의대	김동일 성균관의대				
12대	2010–2012	이세훈 가톨릭의대	김양호 울산의대	구정완 가톨릭의대	안연순 동국의대	안연순 동국의대	송재철 한양의대	송재석 가톨릭 관동의대	고상백 연세 원주의대	홍윤철 서울의대	이종태 인제의대	김동일 성균관의대	권영준 한림의대	주영수 한림의대	하은희 이화의대	이수진 한양의대	
13대	2012–2014	김양호 울산의대	우극현 순천향의대	이지호 울산의대	홍윤철 서울의대	홍윤철 서울의대	권영준 한림의대	송재석 가톨릭 관동의대	고상백 연세 원주의대	임종한 인하의대	노상철 단국의대	강동묵 부산의대	원종욱 연세의대	박종태 고려의대	하은희 이화의대	이수진 한양의대	
14대	2014–2016	우극현 순천향의대	송재철 한양의대	이용진 순천향의대		원종욱 연세의대	이경재 순천향의대	송재석 가톨릭 관동의대	고상백 연세 원주의대	이철호 터직업센터	노상철 단국의대	김수영 을지의대	박종태 고려의대	임종한 인하의대	홍영습 동아의대	이철갑 조선의대	
15대	2016–2018	송재철 한양의대	원종욱 연세의대	이수진 한양의대		김형렬 가톨릭의대	정인성 계명의대	송재석 가톨릭 관동의대	고상백 연세 원주의대	이철호 터직업센터	김대환 인제의대	송한수 조선의대	주영수 한림의대	김정원 고신의대	홍영습 동아의대	노상철 단국의대	고동희 가톨릭 관동의대

저자목록

강동묵	양산부산대대학교병원
강성규	가천대학교 길병원
고광욱	고신대학교
고동희	가톨릭관동대학교
고상백	연세대학교 원주의대
공유정옥	경기동부근로자건강센터
구정완	가톨릭대학교 서울성모병원
김건형	인제대학교
김규성	서울대학교 보건대학원
김동일	한양대학교 명지병원
김수근	성균관대학교 강북삼성병원
김영기	양산부산대대학교병원
김윤배	전 고용노동부
김은아	산업안전보건연구원
김정원	고신대학교
김형렬	가톨릭대학교 서울성모병원
노상철	단국대학교
류현철	근로복지공단 안산병원
명준표	가톨릭대학교 서울성모병원
박소영	성균관대학교 강북삼성병원
박정선	대구가톨릭대학교
박정일	가톨릭대학교 서울성모병원
사공준	영남대학교
송재석	가톨릭관동대학교
송재철	한양대학교
송한수	조선대학교
안연순	연세대학교 원주의대
원종욱	연세대학교
이경남	전 고용노동부
이무식	건양대학교
이지호	울산대학교
이철호	터의원
임상혁	원진노동환경연구소
임종한	인하대학교
정인성	계명대학교
홍영습	동아대학교

대한직업
환경의학회

학회창립30주년기념위원회
위원장 강성규 (가천대학교)
위 원 원종욱 (연세대학교)
위 원 구정완 (가톨릭대학교)
위 원 강동묵 (부산대학교)
간 사 최원준 (가천대학교)

노동과 앞서거니 뒤서거니 함께 한
직업환경의학 30년

초판인쇄 2018년 10월 29일
초판발행 2018년 10월 29일

엮은이 대한직업환경의학회 학회창립30주년기념위원회
펴낸이 채종준
펴낸곳 한국학술정보㈜
주소 경기도 파주시 회동길 230(문발동)
전화 031) 908-3181(대표)
팩스 031) 908-3189
홈페이지 http://ebook.kstudy.com
전자우편 출판사업부 publish@kstudy.com
등록 제일산-115호(2000. 6. 19)

ISBN 978-89-268-8583-3 93510